Die FODMAP-Diät

Gut Balance

INHALT

Vorwort

Manchmal fühlte ich mich gut, aber dann fühlte ich mich, als ob etwas mit mir nicht stimmte. Die Beschwerden tauchten immer wieder auf, verflogen aber auch wieder. Es war ein Auf und Ab, aus unerklärlichen Gründen. Ich bekam die Diagnose Reizdarmsyndrom (RDS). Die vielen Therapieverfahren kamen und gingen – die Beschwerden blieben. Ich hatte weiterhin unter dieser Situation zu leiden, bis ich schließlich selbst die Dinge in die Hand nahm. So begann ich zu erforschen, welchen Einfluss die Ernährung auf das RDS hat. Als ich mich mit Diäten und Verdauungsproblemen beschäftigt hatte, stieß ich auf die FODMAP-Diät, mit der sich mein Leben völlig verändert hatte. Auf einmal machte alles Sinn. Die Lebensmittel, die ich zu mir nahm, waren die Auslöser meiner Beschwerden! Ich wurde diagnostiziert, noch bevor überhaupt jemand Kenntnis von FODMAPs hatte. Nun hoffe ich, dass alle RDS-Patienten von ihren Ärzten über die FODMAPs informiert werden.

Natürlich war die Einführung einer FODMAP-Diät für mich eine Herausforderung. Anfangs dachte ich, ich könnte nichts essen, aber es dauerte nicht lange, bis ich mich entschied, positiv zu bleiben und mich auf all die Lebensmittel zu konzentrieren, die ich essen konnte. Dank der FODMAP-Diät konnte ich meine Lebensqualität verbessern und so vielen anderen Menschen weiterhelfen. Dieses Buch soll die Zubereitung von Low-FODMAP Rezepten erleichtern. Eine FODMAP-arme Ernährung ist keineswegs langweilig und kann sehr lecker und erlebnisreich sein. Mit nur wenigen Modifikationen können viele der Rezepte auch vegan zubereitet werden.

Einleitung

Neuere Untersuchungen haben gezeigt, dass eine Ernährung auf der Grundlage von FODMAP-armen Lebensmitteln die Symptome des Reizdarmsyndroms (RDS) deutlich reduzieren kann. FODMAP ist die Abkürzung für „Fermentierbare Oligo-, Di-, Monosaccharide und Polyole". Dies sind Kohlenhydrate / Zucker und Zuckeralkohole, die im Dünndarm schlecht resorbiert werden. Sie gelangen in den Dickdarm und sind die ideale Nahrung für die Bakterien im Dickdarm. Die Bakterien ernähren sich von diesen Zuckern und vergären sie. Die Folge können unangenehme Symptome wie Blähungen, Bauchschmerzen, Krämpfe, Durchfall, Verstopfung oder Übelkeit sein: Typische Symptome bei Menschen mit RDS. In den letzten Jahren haben manche Menschen, die glaubten, eine Glutenempfindlichkeit zu haben, herausgefunden, dass sie empfindlich auf Fructane im Weizen reagieren.

Studien der Monash Universität in Melbourne haben gezeigt, dass der Verzicht auf FODMAPs die Symptome bei fast 80 % der RDS-Patienten signifikant verbessern kann. Kohlenhydrate sind von besonderem Interesse bei einer FODMAP-reduzierten Diät. Kohlenhydrate in Form von Zucker, Stärke und Ballaststoffen sind ein wichtiger Bestandteil unserer Ernährung, da sie unseren Körper mit Energie versorgen. In unserem Verdauungssystem werden Kohlenhydrate abgebaut, bis sie durch die Darmwand aufgenommen, in den Blutkreislauf abgegeben und schließlich in Energie umgewandelt werden. Sie sind Bestandteil verschiedener Lebensmittel wie Obst, Gemüse, Brot oder Nudeln. Bestimmte Kohlenhydrate, die als FODMAPs bekannt sind, können jedoch bei Menschen mit RDS oder anderen Verdauungsstörungen Beschwerden verursachen.

Zu diesen Kohlenhydraten gehören Monosaccharide (wie Glucose, Fructose und Galactose), Disaccharide (wie Saccharose, bestehend aus Glucose und Fructose und Laktose, bestehend aus Glucose und Galactose), Polyole (wie z. B. Sorbitol und Mannitol), Oligosaccharide (wie z. B. Fructooligosaccharide und Galactooligosaccharide) und Polysaccharide (resistente Stärke und Nicht-Stärke-Polysaccharide, auch bekannt als Ballaststoffe).

Stärke kommt in pflanzlichen Lebensmitteln wie Getreide, Gemüse und Obst vor. Beim Verzehr von stärkehaltigen Nahrungsmitteln zerlegen natürliche Enzyme im Verdauungssystem Stärke in Einfachzucker (Glucose, Fructose und Galactose), die so durch die Darmwand in die Blutbahn gelangen können. FODMAPs gehören jedoch zu den schwer absorbierbaren Kohlenhydraten.

Während die Malabsorption dieser Kohlenhydrate weit verbreitet ist (z. B. fehlen im menschlichen Darm Enzyme für die Verdauung von Oligosacchariden und rund 40 % der Bevölkerung – unabhängig von der Diagnose RDS – nehmen Fructose nur unzureichend auf), sind Menschen mit RDS von unerwünschten Krankheitserscheinungen betroffen.

Bei Menschen mit RDS reagiert die Darmwand überempfindlich auf Stimulation (viszerale Überempfindlichkeit) und neigt dazu, schmerzhaft auf Stimulation zu reagieren. Der Verzehr von Lebensmitteln, die FODMAPs enthalten, führt zu einem Anstieg von Wasser und Gas im Darm, was zu einer Ausweitung und Aufblähung des Darms führt. Bei viszeraler Überempfindlichkeit kann diese Überdehnung zu Symptomen wie Bauchschmerzen, Blähungen, Druck- und Völlegefühl, Durchfall oder Verstopfung führen.

FODMAP

F
O
D
M
A
P

Fermentable → Fermentierbare (Vergärbare)

FODMAPs sind eine Gruppe von **fermentierbaren (vergärbaren)** Kohlenhydraten und Zuckeralkoholen. Da es sich bei den FODMAPs um kurzkettige Kohlenhydrate handelt, werden sie von den Darmbakterien schnell vergärt. Wenn Darmbakterien die unverdaulichen Kohlenhydrate im Dickdarm aufnehmen, setzen sie die dabei entstehenden Gase frei.

Oligosaccarides → Oligo-Saccharide

Oligo-Saccharide sind Zuckerverbindungen, die wie folgt aufgebaut sind:

- **Fructane (oder Fructooligosaccharide)**

Fructane sind Verbindungen von Fructose-Molekülen. Sie kommen in Zwiebeln, Knoblauch, Weizen, Zichorienwurzel (Inulin), Spargel und Artischocken vor.

- **GOS (auch bekannt als Galacto-Oligosaccharide)**

GOS sind Polymere aus Galactose, Glucose und Fructose. Sie kommen in Bohnen, Hülsenfrüchten, Erbsen und Sojabohnen vor.

Disaccharides → Di-Saccharide

Di-Saccharide sind zwei Monosaccharide, die miteinander verbunden sind, wie z. B:

- **Laktose**

Laktose besteht aus einem Glucose- und einem Galactose-Molekül und ist in Milch und Milchprodukten enthalten. Laktose verursacht nur bei einer kleinen Gruppe von Menschen Beschwerden. Diese Menschen haben nicht genügend Laktase-Enzyme, um die Laktose abzubauen.

Monosaccharides → Mono-Saccharide

Mono-Saccharide bestehen nur aus einem Zuckermolekül, wie z. B.:

- **Fructose**

Fructose kommt in Obst und Süßungsmitteln vor. Aus der Sicht einer FODMAP-armen Ernährung interessieren uns nur Obstsorten, die einen Überschuss an Fructose enthalten, d. h. mehr Fructose als Glucose. Dies gilt nicht für alle Obstsorten und Süßungsmittel. So besteht beispielsweise Saccharose (Kristallzucker) aus einem Fructose- und einem Glucose-Molekül. Da Glucose dem Körper hilft, Fructose aufzunehmen, wird Kristallzucker von Menschen mit RDS gut vertragen. Vermeide Lebensmittel, die mehr Fructose als Glucose (Fructose-Überschuss) enthalten, wie Äpfel, Birnen, Mangos, Honig, Maissirup mit hohem Fructosegehalt (HFCS) und Agavensirup.

And → und
Polyols → Polyole

Polyole sind Zuckeralkohole, wie z. B:

- **Xylitol, Mannitol, Sorbitol und Maltitol**

Diese kommen in Pilzen, Äpfeln und Steinobst vor (z.B. Pfirsiche, Nektarinen, Aprikosen, Pflaumen und Kirschen). Außerdem sind sie in verarbeiteten Lebensmitteln wie zuckerfreien Süßungsmitteln oder zuckerfreien Kaugummis und Süßigkeiten enthalten.

Die FODMAP-Diät

Die FODMAP-Diät verrät dir, welche Lebensmittel deine persönlichen „Trigger“ oder Auslöser sind. Sie ermöglicht dir, diese Lebensmittel zu identifizieren und zu vermeiden, um deine RDS-Symptome zu kontrollieren. Der Diätplan ist im Prinzip in zwei Phasen unterteilt. Die erste Phase ist die Ausschlussphase, in der du Lebensmittel mit einem hohen FODMAP-Gehalt für einen Zeitraum von 2 bis 6 Wochen von deiner Ernährung ausschließt. Die zweite Phase ist die Wiedereinführungsphase, in der du Lebensmittel mit einem höheren Gehalt an FODMAPs isst, um deine Reaktionen auf diese zu testen. Es liegt dann an dir, die Lebensmittel zu vermeiden oder einzuschränken, die deine Symptome verursachen.

Das FODMAP-Konzept funktioniert nicht in Schwarz-Weiß. Mit anderen Worten: Es ist fast unmöglich, absolut keine FODMAPs zu konsumieren und dennoch eine gesunde Ernährung zu gewährleisten. Es sei denn, man isst nur Fleisch und das wäre keine ausgewogene Ernährung. Du wirst es nicht vermeiden können, einige FODMAPs zu essen. Die Kunst besteht darin, sie zu begrenzen, bis die Symptome verschwinden. Es ist wichtig, nicht zu restriktiv zu sein, sonst könnte das zu einer Fehlernährung führen.
Die FODMAP-Diät bedeutet nicht zwangsläufig eine glutenfreie Ernährung. Gluten ist ein Protein, das in Weizen, Gerste und Roggen vorkommt. Menschen, die von einer Zöliakie (Glutenunverträglichkeit) betroffen sind, müssen Gluten aus ihrer Ernährung ausschließen. Aber auch Weizen, Gerste und Roggen enthalten FODMAPs. Es ist möglich, dass auch Menschen mit Zöliakie RDS-ähnliche Symptome entwickeln. Diese Menschen sollten weiterhin glutenfreie Lebensmittel konsumieren, aber sie sollten auch erwägen, ihren Konsum von FODMAPs zu reduzieren. Vielleicht sind es sogar

die Fructane und nicht das Gluten im Weizen, die bei einigen Menschen unerwünschte Reaktionen auslösen. Bitte beachte, dass glutenfreie Lebensmittel nicht immer einen niedrigen Gehalt an FODMAPs haben. Weizenfreie Lebensmittel können reich an FODMAPs sein. Beispiele sind Zwiebeln, Knoblauch oder Birnensaft.

Das FODMAP-Konzept ist nicht für alle geeignet. Nicht jeder reagiert auf die gleichen Lebensmittel auf die gleiche Weise. Es kann sein, dass du einige FODMAPs verträgst. Es ist auch möglich, dass du sie überhaupt nicht verträgst. Wie auch immer, in jedem Fall ist es eine Erkenntnis wert und genau darum geht es: Im Mittelpunkt des FODMAP-Konzepts dreht sich alles um dich und deine individuelle Reaktion auf die verschiedenen Lebensmittel. Im Endeffekt ist die FODMAP-Diät eine Methode zur Förderung des Wohlbefindens und der Gesundheit.

Und keine Sorge, du musst dich nicht für immer von deinen Lieblingsgerichten verabschieden. Die Ausschlussphase des Diätplans (in der Regel 2 bis 6 Wochen) ist sehr restriktiv, aber danach wirst du wieder neue Lebensmittel genießen können und idealerweise wirst du feststellen, dass du mehr als nur die „sicheren" Lebensmittel vertragen kannst. Nahrungsmittelunverträglichkeiten können sich aber auch im Laufe der Zeit ändern. Es ist daher eine gute Idee, einige Monate zu warten, bevor man bestimmte Lebensmittel erneut testet. Du wirst vielleicht feststellen, dass du sie bei deinem nächsten Versuch vertragen wirst.

Ernährungsberatung

Wie du wahrscheinlich bemerkt hast, ist die FODMAP-arme Ernährung recht kompliziert und ihre Umsetzung in der Praxis erfordert in der Regel die Unterstützung eines Experten. Bevor du mit der strengen Phase der FODMAP-Diät beginnst, konsultiere bitte einen Arzt oder Ernährungsberater. So wirst du sicher durch den Prozess geführt und stellst sicher, dass deine Ernährung ausgewogen und gesund bleibt. Ein Ernährungsberater wird dir auch helfen, die Lebensmittel und FODMAPs zu identifizieren, die deine Symptome während der Wiedereinführungsphase auslösen.

Die Ausschlussphase

Das FODMAP-Konzept ist im Grunde genommen ein Experiment zur Untersuchung der Verdauung. In der ersten Phase, der Ausschlussphase, werden FODMAPs für mindestens 2 Wochen, idealerweise 4 bis 6 Wochen, so weit wie möglich vermieden. Wenn sich die Symptome nach 4 bis 6 Wochen nicht verbessern, ist die FODMAP-Methode möglicherweise nicht für dich geeignet. In diesem Fall solltest du deinen Arzt kontaktieren, um einen anderen Behandlungsansatz zu finden. Vergiss nicht, dass die meisten Studien zeigen, dass die FODMAP-reduzierte Ernährung „nur" für ca. ¾ der Betroffenen funktioniert. Für den Rest könnte es bedeuten, dass andere Faktoren die Beschwerden auslösen.

Bitte beachte diese wichtigen Hinweise während der Ausschlussphase:

Ausgewogene Ernährung

Jede Mahlzeit sollte Lebensmittel aus jeder Lebensmittelgruppe enthalten: Proteine, Getreide, Obst und Gemüse sowie Milchprodukte (sofern gewünscht). Bei Obst und Gemüse ist darauf zu achten, dass es bunt gemischt ist. Je bunter das Obst und Gemüse, desto reichhaltiger der Vitamin- und Nährstoffgehalt.

Angemessene Portionsgrößen

Halte dich an die von deinem Ernährungsberater oder Arzt empfohlenen Portionsgrößen.

Gesamtmenge über den gesamten Tag verteilen

Stelle sicher, dass die tägliche Gesamtmenge an FODMAPs niedrig ist und die einzelnen Portionen auf den Tag verteilt nicht überschritten werden. Wenn du also Lebensmittel mit bestimmten FODMAPs isst (z. B. etwas Milch im Kaffee oder ein wenig Sellerie im Salat), solltest du sie nicht alle auf einmal essen. Stattdessen solltest du sie über den Tag verteilen. Um beispielsweise die Tagesmenge an Fructose aufzuteilen, solltest du nicht mehr als eine Portion Obst im Sitzen essen.

Ein Ernährungstagebuch führen

So behältst du den Überblick über die Lebensmittel, die du isst und über mögliche Symptome, die nach dem Essen auftreten können.

Verzicht auf bestimmte Lebensmittel

Vermeide Lebensmittel, von denen du bereits weißt, dass du auf sie empfindlich reagierst.

Wenn du dir nicht sicher bist, ob ein Lebensmittel FODMAP-arm ist oder nicht, solltest du es nicht essen, bis du die Wiedereinführungsphase erreicht hast.

Die Wiedereinführungsphase

Während der Wiedereinführungsphase werden Lebensmittel, die FODMAPs enthalten, systematisch wieder in die Ernährung eingeführt, um zu überprüfen, ob sie Symptome verursachen. Damit wird die Verträglichkeit bzw. die jeweils verträgliche Menge getestet. Diese Phase wird etwa 6 Wochen dauern, aber es lohnt sich. Du wirst in der Lage sein, deine „Auslöser-Lebensmittel" zu identifizieren und deine Symptome in den Griff zu bekommen. Die Wiedereinführungsphase erfolgt auf Basis folgender Schritte:

1. Führe immer nur 1 FODMAP nach dem anderen ein. Es ist ratsam, ein Lebensmittel zu wählen, das nur 1 FODMAP enthält, wie beispielsweise Fructane in Weizen oder Laktose in Milch.

2. Iss eine für die FODMAP-Diät empfohlene Portion (z. B. 1 Scheibe Brot oder 120 ml (½ Tasse) Milch) und dokumentiere alle Beschwerden innerhalb der nächsten 24 Stunden. Wenn Symptome auftreten, ist es wahrscheinlich, dass dieses Lebensmittel in der entsprechenden Portion ein Auslöser ist. Wenn keine Symptome auftreten, kannst du sicher sein, dass dieses FODMAP-Lebensmittel in der jeweiligen Portionsgröße gut verträglich ist.

3. Falls Symptome auftreten, warte bis sie abklingen, bevor du sie erneut testest.

4. Anschließend entscheidest du, ob du ein neues FODMAP-Lebensmittel testen möchtest oder ob du dasselbe Lebensmittel wiederholt testen möchtest, diesmal jedoch in einer größeren oder kleineren Portion. Wer die getesteten Lebensmittel in der Standard-Portionsgröße nicht verträgt, kann sie in einer kleineren Portion testen (z. B. ½ Scheibe Brot oder 60 ml (¼ Tasse) Milch). Wer die getesteten Lebensmittel verträgt, kann auch mehr essen (z. B. 2 Scheiben Brot oder 240 ml (1 Tasse) Milch). Auf diese Weise kannst du deine individuelle Schwelle für ein bestimmtes Lebensmittel ermitteln.

5. Wiederhole diesen Vorgang, bis du alle deine bevorzugten FODMAP-Lebensmittel getestet hast. Bitte vergiss nicht, mit dem erneuten Testen zu warten, bis die Symptome abgeklungen sind. Die Wiedereinführung von Lebensmitteln, die auf jeweils ein einziges FODMAP beschränkt sind, erleichtert die Identifizierung von FODMAPs, die nicht vertragen werden.

Was, wenn die FODMAP-Diät bei mir nicht funktioniert?

Auch wenn die FODMAP-Diät für mich und viele unserer Kunden der entscheidende Wendepunkt in die richtige Richtung war, kann diese Methode nicht für alle funktionieren. Wie bereits erwähnt, ist die FODMAP-Diät nicht für jeden geeignet. Wenn du nach dem Ende der Ausschluss- und Wiedereinführungsphase keine Verbesserung bemerkst, solltest du vielleicht andere Nahrungsmittelunverträglichkeiten oder -allergien prüfen. Ich habe z. B. nach einer Weile festgestellt, dass ich empfindlich auf Eier reagiere, obwohl sie nicht gerade reich an FODMAPs sind.

Die amerikanische Gesundheitsbehörde FDA stuft diese acht Lebensmittel als die häufigsten Allergene (Allergieauslöser) ein: Milch, Eier, Fisch, Schalentiere, Nüsse, Erdnüsse, Weizen und Sojabohnen.

Sonstige Trigger-Lebensmittel

Es ist erwiesen, dass Lebensmittel, die FODMAPs enthalten, Symptome des RDS auslösen oder verschlimmern, aber auch einige FODMAP-arme oder FODMAP-freie Lebensmittel scheinen problematisch zu sein. Es ist empfehlenswert, diese so gering wie möglich zu halten, um die Symptome zu lindern.

Lebensmittel mit einem hohen Fettgehalt

RDS-Patienten führen oft fetthaltige Mahlzeiten als Auslöser für RDS-Symptome wie Blähungen an. Dies kann auf Veränderungen in der Darmmotilität (Bewegung von Nahrung und Flüssigkeit durch den Verdauungstrakt) zurückzuführen sein. Diese Veränderungen werden durch Fett verursacht und sind bei Menschen mit RDS sehr stark ausgeprägt.

Würziges Essen

Obwohl rote Chilis in begrenzten Portionsgrößen als FODMAP-arm eingestuft werden, enthalten sie eine Substanz namens Capsaicin, die für die Schärfe verantwortlich ist. Menschen mit RDS können mehr Capsaicin-Rezeptoren im Darm haben, was zu Schmerzen und Überempfindlichkeit führen kann. Diejenigen, die vermuten, dass sie empfindlich auf würzige und scharfe Lebensmittel reagieren, sollten sie während der Ausschlussphase vermeiden.

Koffein

Koffein ist ein Stimulans. Es macht uns morgens so richtig wach, aber es stimuliert auch das Verdauungssystem. Nicht unbedingt eine schlechte Sache, aber manche Menschen können durch den Konsum Durchfall bekommen.

Alkohol

Menschen mit RDS geben oft Alkohol als Ursache der Symptome an. Studien haben jedoch nicht bestätigt, ob der Verzicht oder die Reduzierung des Alkoholkonsums zu einer verbesserten Symptomkontrolle führt.

Nahrungsmittelallergie

Liegt eine Allergie oder eine Unverträglichkeit vor? Nahrungsmittelunverträglichkeit und Nahrungsmittelallergien sind nicht dasselbe. Eine echte Nahrungsmittelallergie ist eine Reaktion des Immunsystems, die schwerwiegende oder sogar lebensbedrohliche Folgen haben kann. Im Falle einer Nahrungsmittelallergie kann es beim Verzehr allergieauslösender Substanzen zu einem Ausbruch der Nesselsucht oder einem anaphylaktischen Schock kommen.

Allergien können durch einen Hautsticheltest diagnostiziert werden. Bei diesem Test wird eine kleine Menge des Allergens in die Haut „gestochen". Die Haut wird anschließend auf eine Reaktion überwacht.

Nahrungsmittelunverträglichkeit

Eine Nahrungsmittelunverträglichkeit hingegen ist eine weniger schwerwiegende Reaktion. Sie ist nicht lebensbedrohlich und betrifft in der Regel das Verdauungssystem. Bei einer Nahrungsmittelunverträglichkeit gegenüber Laktose können beispielsweise Blähungen, Bauchschmerzen und ähnliche Symptome auftreten, wenn Milchprodukte (mit Laktose) konsumiert werden.

Eine Nahrungsmittelunverträglichkeit ist weitaus schwieriger zu erkennen und erfordert eine Ausschlussdiät (Phase 1). Es gibt jedoch keine festen Vorgaben für die Umsetzung einer Ausschlussdiät, weder in Bezug auf die während des Ausschlusszeitraums konsumierten Lebensmittel, noch in Bezug auf Art und Menge der während des Wiedereinführungszeitraums eingeführten Lebensmittel. Ausschlussdiäten sind zudem aufwändig und zeitraubend in der Anwendung und können den Ernährungszustand gefährden, da sie sehr restriktiv sind.

Lebensmittelzusatzstoffe

Auch Lebensmittelzusatzstoffe können die volle Wirksamkeit der FODMAP-Diät verhindern. Neuere Studien deuten darauf hin, dass es einen Zusammenhang zwischen Emulgatoren in Lebensmitteln und RDS geben könnte. Sie könnten die Darmmikrobiota stören, was wiederum Entzündungen fördert und zu Colitis (Darmentzündung) führen kann. Wenn du also die Ausschluss- und Wiedereinführungsphase hinter dir hast und immer noch Symptome verspürst, können andere Ernährungsfaktoren in Frage kommen. Es könnte sinnvoll sein, einen Ernährungsberater zu konsultieren, um auch die anderen diätetischen Auslöser zu identifizieren, insbesondere wenn du eine strenge Diät in Betracht ziehst, die auf einer Ausschluss- und Wiedereinführungsphase basiert. Die Einhaltung einer FODMAP-Diät kann jedoch auch dann vorteilhaft sein, wenn die Zusatzstoffe tatsächlich als Auslöser der Symptome identifiziert wurden.

Verdauung natürlich anregen

Die folgenden Empfehlungen eignen sich hervorragend, um die Verdauung anzuregen und zu verbessern – unabhängig davon, ob ein RDS vorliegt oder nicht. In der Wiedereinführungsphase der FODMAP-Diät ist es besonders wichtig, die Verdauung genau zu überwachen. Schließlich werden potenziell unverträgliche Lebensmittel wieder eingeführt, die das Verdauungssystem zusätzlich belasten.

Wichtige Faktoren für eine verbesserte Verdauung:

Essen nach Zeitplan

Iss jeden Tag etwa zur gleichen Zeit. Dadurch kann sich der Verdauungstrakt entsprechend anpassen und auf die Nahrungsaufnahme vorbereiten. Darüber hinaus wird der Körper den ganzen Tag über optimal versorgt und es entsteht kein übermäßiger Hunger, was zu schlechten Essgewohnheiten führen könnte.

Mehrere kleine Mahlzeiten

Um die Verdauung zu erleichtern, ist es sinnvoll, kleinere und häufigere Mahlzeiten zu sich zu nehmen. Das Verdauungssystem sollte nicht durch größere Mahlzeiten überstrapaziert werden.

Langsam und achtsam essen

Nimm dir die Zeit, dich hinzusetzen und zu essen. Die Verdauung beginnt im Mund, also konzentriere dich darauf, das Essen richtig durchzukauen.

Übermäßige Gasbildung vermeiden

Vermeide sämtliche Aktivitäten, die zu Gasbildung führen können, wie z. B. Kaugummi kauen, durch einen Strohhalm trinken und kohlensäurehaltige Getränke trinken.

Stress reduzieren

Unser Geist und unser Verdauungssystem sind untrennbar miteinander verbunden. Wenn der Geist unter Stress steht, wird dies auch auf den Darm übertragen. Probiere meditative Übungen, Entspannungsübungen wie die Progressive Muskelentspannung oder entspann dich in einem warmen Bad.

Bewegung und Sport

Es gibt noch keine Belege dafür, dass Sport die Symptome von RDS lindern kann. Dennoch ist es wichtig, Bewegung in den Alltag zu integrieren, um das allgemeine Wohlbefinden zu steigern. Bitte sprich mit deinem Arzt, bevor du ein Trainingsprogramm aufnimmst.

Viel Wasser trinken

Wasser kann dazu beitragen, die Verdauung zu fördern, besonders wenn man mit einer Verstopfung zu kämpfen hat.

Ballaststoffreiche Ernährung

Wichtig ist die Art der Ballaststoffe. Die Ballaststoffe sollten aus Lebensmitteln mit einem niedrigen FODMAP-Gehalt gewonnen werden: Haferkleie, brauner Reis, Quinoa, Chia-Samen, Obst, Gemüse und Kartoffeln mit Schale. Frage deinen Arzt, ob die Einnahme eines Nahrungsergänzungsmittels sinnvoll ist. Stelle sicher, dass diese Präparate mit der FODMAP-Diät vereinbar sind, da einige von ihnen fermentierbare Inhaltsstoffe enthalten, die zur Gasbildung führen können.

Probiotika

Probiotika sind lebende Mikroorganismen, durch die der Darm mit guten Bakterien besiedelt wird. Sie sind in Nahrungsergänzungsmitteln und in Lebensmitteln wie Joghurt und Kefir enthalten. Obwohl Probiotika RDS nicht heilen können, können sie bei einigen Menschen die RDS-Symptome lindern, abhängig von der verabreichten Dosis und der Art des Probiotikums. RDS kann durch ein Ungleichgewicht von Bakterien im Darm verursacht werden und Probiotika können helfen, dieses Gleichgewicht wiederherzustellen. Sprich mit deinem Arzt oder Ernährungsberater über die Probiotika, die für dich geeignet sind. Achte auf Nahrungsergänzungsmittel, die keine Fructooligosaccharide (FOS) oder Zichorienwurzel/Inulin, auch Präbiotika genannt, enthalten. Dies sind FODMAPs und können deine Symptome verschlimmern.

FODMAP-arme Lebensmittel

Nach Ansicht vieler Experten und Forscher sind die folgenden Lebensmittel im Allgemeinen gut verträglich. Bitte sprich mit deinem Arzt oder Ernährungsberater. Alternativ stellt die Monash FODMAP App eine vollständige Liste der Portionsgrößen zur Verfügung.

Obst

Erdbeeren, Heidelbeeren, Himbeeren, Bananen (noch leicht grün), Orangen und Trauben gelten als FODMAP-arme Obstsorten in der entsprechenden Portionsgröße. Es ist zu beachten, dass Trockenfrüchte die Konzentration von FODMAPs erhöhen, da der Wassergehalt reduziert wird. So verwandeln sich beispielsweise FODMAP-arme Trauben in FODMAP-reiche Rosinen.

Vermeide diese Zutaten auf den Lebensmittel-Kennzeichnung: bestimmte Fruchtsäfte, wie Birnen- und Apfelsaft.

Gemüse

Beispiele für FODMAP-armes Gemüse: Karotten, bestimmte Blattsalate und grünes Blattgemüse, Tomaten, Zucchini, Kartoffeln und Paprika. Achte auf die Portionsgrößen für Gemüse. Kreuzblütler (Kohl, Brokkoli und Rosenkohl) sind bekannt für ihre Gasproduktion, gelten aber in kleinen Mengen als verträglich. Während der Ausschlussphase der Diät nicht mehr als die empfohlene Portionsgröße essen.

Vermeide die folgenden pflanzlichen Zutaten auf den Lebensmittel-Kennzeichnungen: Zwiebelpulver, getrocknete Zwiebel, Knoblauchpulver und getrockneter Knoblauch.

Getreide

Reis, Quinoa und Maismehl sind eine ausgezeichnete Wahl für Getreide mit niedrigem FODMAP-Gehalt. Forscher der Monash Universität haben den FODMAP-Gehalt von Stärke aus Tapioka, Mais und Kartoffeln getestet, die allgemein als gut verträglich gelten. Eine Ausnahme bilden Hafer und Amaranth: Sie enthalten eine moderate Menge an FODMAPs. Achte daher auf die Portionsgrößen dieser Getreidesorten.

Wenn die folgenden Zutaten zu einem großen Teil in Getreideprodukten enthalten sind, ist es ratsam, den Konsum während der strengen Ausschlussphase einzuschränken oder zu vermeiden: **Weizen, Kamut, Dinkel und gekeimter Weizen.**

In diesem Zusammenhang ist darauf hinzuweisen, dass die Lebensmittelverarbeitung den FODMAP-Gehalt beeinflusst: So wurde beispielsweise festgestellt, dass einige Dinkel-Sauerteigbrote bei der Herstellung mit langer Gärungszeit einen niedrigen FODMAP-Gehalt aufweisen.

Achte beim Kauf auch auf Zichorienwurzel/Inulin, Maissirup mit hohem Fructosegehalt (HFCS), Honig, Agave und Melasse.

Fleisch

Tierische Produkte wie Rindfleisch, Geflügel und Fisch bestehen hauptsächlich aus Proteinen und enthalten nur sehr wenig Kohlenhydrate, weshalb sie einen sehr geringen Gehalt an FODMAPs aufweisen. Aber sei vorsichtig bei Wurst- und Feinkostwaren. Kontrolliere immer die Zutatenliste vor dem Kauf.

Vermeide diese Zutaten auf den Lebensmittel-Kennzeichnungen von Fleischprodukten: Knoblauch und Zwiebel.

Hülsenfrüchte und Soja

Die meisten Hülsenfrüchte haben aufgrund von GOS keinen niedrigen FODMAP-Gehalt. Linsen aus der Dose sind jedoch leichter zu vertragen, da die FODMAPs in die Flüssigkeit ausgewaschen werden.

Ob Sojaprodukte einen niedrigen Gehalt an FODMAPs haben oder nicht, ist nicht einfach zu beantworten. Die Sojamilch gilt als Low-FODMAP Produkt, wenn sie nicht aus der ganzen Sojabohne, sondern aus Sojaprotein hergestellt wird. Was Tofu betrifft, so ist er wahrscheinlich FODMAP-arm, wenn er als Block angeboten wird. Tofu wird hergestellt, indem Sojamilch mithilfe eines Gerinnungsmittels koaguliert und schließlich in Blöcke geschnitten und entwässert wird. Die meisten FODMAPs sind in der abgeleiteten Flüssigkeit enthalten, so dass der Tofu-Block im Allgemeinen verträglich ist. Tofu ist auch in einer seidig-weichen Variante erhältlich, bei der die Flüssigkeit nicht ausgetragen wird. Obwohl Seidentofu noch nicht untersucht wurde, empfiehlt es sich, ihn während der Ausschlussphase zu vermeiden. Die gute Nachricht ist jedoch, dass Tempeh (hergestellt aus fermentierten Sojabohnen) und Sojasauce niedrige FODMAP-Werte haben.

Vermeide diese Zutaten auf Lebensmittel-Kennzeichnungen von Sojaprodukten: Sojabohnen, Sojamilch, Erbsen und Bohnen.

Milch- und Milchersatz

Die laktosefreie Milch ist bei Laktoseintoleranz eine ausgezeichnete Wahl als Low-FODMAP Lebensmittel. Es gibt immer mehr Milchersatzprodukte auf dem Markt, aber sprich mit deinem Ernährungsberater darüber, welcher Milchersatz der richtige für dich ist.

Was den Käse betrifft, so sind nicht alle Käse mit Laktose beladen. Die meisten Hartkäsesorten wie Cheddar und Emmentaler haben einen sehr niedrigen Laktosegehalt. Achte auf die Nährwertkennzeichnung: Bei einem Wert von 0 für die Kohlenhydrate enthält der Käse wenig bis gar keine Laktose. Weichere Käsesorten wie Ricotta und Hüttenkäse enthalten mehr Laktose, weshalb der Konsum dieser Käsesorten während der Ausschlussphase eingeschränkt werden sollte.

Milchfreie Joghurt-Alternativen sind seit einigen Jahren im Handel leichter zu finden, aber achte immer auf die Zutatenliste. Sie enthalten oft Zichorienwurzel oder Inulin. Hüte dich vor Joghurts, die mit Honig, Agaven und

Fruchtsäften wie z. B. Birnen und Äpfeln gesüßt sind.

Vermeide diese Zutaten auf den Lebensmittel-Kennzeichnungen von Milchprodukten: Zichorienwurzel, Inulin, Honig, Agave, Maissirup mit hohem Fruchtzuckergehalt (HFCS) und Fruchtsäfte.

Fette und Öle

Obwohl Butter ein Milchprodukt ist, gilt sie als Low-FODMAP Lebensmittel, da sie sehr wenig Laktose enthält. Alle Speiseöle gelten als FODMAP-arm, da sie keine Kohlenhydrate enthalten. Es ist jedoch zu beachten, dass einige Menschen mit RDS keine größeren Mengen an Nahrungsfetten vertragen. Daher wird ein mäßiger Konsum empfohlen.

Süßwaren und Süßungsmittel

Süßungsmittel wie Maissirup mit hohem Fructosegehalt (HFCS) sind wegen des Überschusses an Fructose besonders relevant. Kristallzucker (Haushaltszucker), auch Saccharose genannt, besteht zu gleichen Teilen aus Glucose (auch Traubenzucker genannt) und Fructose und wird daher generell gut vertragen. Melasse wurde noch nicht untersucht. Es ist daher ratsam, Melasse während der Ausschlussphase zu vermeiden. Stevia wird ebenfalls als verträglich eingestuft, wobei Stevia-Pulver Produkte mit Inulin zu vermeiden sind, da Inulin ein FODMAP ist.

Liebhaber von Schokolade können glücklich sein: Zartbitterschokolade ist in der entsprechenden Portionsgröße FODMAP-arm.

Vermeide diese Zutaten auf Lebensmittel-Kennzeichnungen: Honig, Agavennektar/-sirup, Maissirup mit hohem Fructosegehalt (HFCS), Inulin und Zuckeralkohole wie Sorbitol, Xylitol und andere, die mit „-ol“ enden.

Würzmittel und Würzmischungen

Mayonnaise, Dijon-Senf und Sojasauce werden oft als Würzmittel im Rahmen einer FODMAP-Diät empfohlen. Ketchup ist in kleinen Portionen (1 Päckchen) arm an FODMAPs, kann aber in größeren Portionen RDS-Symptome verursachen.

Was Essig betrifft, so wurden nur wenige Essigsorten auf FODMAPs getestet. Ernährungsberater lassen in der Regel die meisten Essigsorten, wie z. B. Rotweinessig, in der Ausschlussphase zu.

Vermeide diese Zutaten auf den Lebensmittel-Kennzeichnungen von Würzmitteln: Maissirup mit hohem Fructosegehalt (HFCS), Zwiebelpulver, Knoblauchpulver, Inulin und FOS.

Getränke und Alkohol

Da der Obstkonsum in der Ausschlussphase relativ begrenzt ist, sollten auch die meisten Fruchtsäfte vermieden werden. Gleiches gilt für Alkohol und Koffein. Obwohl einige alkoholische und koffeinhaltige Getränke FODMAP-arm sind, wie z. B. trockene Weine, Kaffee und grüner Tee, können Alkohol und Koffein das Verdauungssystem reizen. Es ist daher ratsam, den Konsum auf ein Mindestmaß zu beschränken.

Vermeide diese Getränke: Süßweine, süße alkoholische Getränke wie Margarita und andere Fruchtsäfte, Zichorienwurzel/Inulin (in einigen Kaffees und Tees enthalten), Milchprodukte und Süßungsmittel mit hohem FODMAP-Gehalt.

FODMAP-Diät für Vegetarier und Veganer

Für diejenigen, die kein Fleisch und andere tierische Produkte essen, könnte die FODMAP-Diät eine komplizierte Angelegenheit sein, da Hülsenfrüchte zu den beliebtesten pflanzlichen Proteinquellen gehören. Die meisten Hülsenfrüchte sind während der strengen Phase der FODMAP-Diät verboten, aber es gibt auch andere Möglichkeiten für Vegetarier und Veganer, die benötigten Proteine zu erhalten. Als Pescetarier erhält man Proteine von Fischen, als Ovo-Lacto-Vegetarier kann man Proteine aus Eiern und Milchprodukten ohne Laktose erhalten. Für Veganer stellt die Situation jedoch eine besondere Herausforderung dar. Als Veganer können auch kleine Mengen an Hülsenfrüchten wie Linsen und Kichererbsen aus der Dose verwendet werden. In jedem Fall gilt es, die von deinem Ernährungsberater oder der Monash App empfohlene Portionsgröße nicht zu überschreiten und den Konsum von Hülsenfrüchten auf den Tag zu verteilen, um die tägliche Dosis an FODMAPs niedrig zu halten. Es ist wichtig, dass die verbleibenden Mahlzeiten auf ein Minimum an FODMAPs beschränkt sind.

Hier ist eine Auswahl an FODMAP-armen, nicht tierischen Proteinquellen:

- Weiche und feste Blöcke aus **Tofu** und **Tempeh**.
- **Nüsse** wie **Macadamia**, **Erdnüsse**, **Pekannüsse**, **Pinienkerne** und **Walnüsse.**

- **Samen** und **Kerne**: **Sesamsamen**, **Sonnenblumenkerne**, **Kürbiskerne.**

- Einige **konservierte Hülsenfrüchte**, z. B. **Linsen** und **Kichererbsen** in der entsprechenden Portionsgröße (bitte beachten!).

- **Quinoa** und **Reis.**

- **Quorn** in der entsprechenden Portionsgröße (Zutatenliste prüfen).

- **Seitan**, ein Produkt aus Weizenprotein (Gluten), ist eine beliebte Proteinquelle für Veganer und Vegetarier, enthält aber natürlich auch Gluten. Es wurde nicht von der Monash Universität getestet, aber Ernährungswissenschaftler halten es für ein FODMAP-armes Lebensmittel, da es sich bei Gluten um ein Protein und nicht um ein Kohlenhydrat handelt. Es ist jedoch ratsam, auf diese Produkte zu verzichten, wenn eine Zöliakie oder Glutenempfindlichkeit ohne Zöliakie besteht. Im Zweifelsfall solltest du deinen Arzt oder Ernährungsberater fragen, ob Seitan eine geeignete Alternative für dich ist.

Low-FODMAP Lebensmittel einkaufen

Zu Beginn einer FODMAP-Diät kann sich der Einkauf in einem Lebensmittelgeschäft als äußerst schwierig erweisen. Schließlich scheinen alle Produkte FODMAPs zu enthalten. Das stimmt aber nicht! Die Kunst besteht darin, die Zutatenliste und Nährwertangaben lesen zu lernen. Vielleicht ist es auch hilfreich, den Reformkost-Bereich in deinem Lebensmittelgeschäft aufzusuchen. Reformhäusern bieten ein breites Sortiment an Bio- bzw. Naturkost und glutenfreie Lebensmittel wie glutenfreie Nudeln, Knabbereien, Kekse, Backmehle und -mischungen. Nicht zu vergessen der Tiefkühlbereich: Hier finden sich glutenfreie Backwaren. Vergiss jedoch nicht, dass ein Produkt, nur weil es glutenfrei ist, nicht zwangsläufig FODMAP-arm ist. Achte immer darauf, dass du die Lebensmittel-Kennzeichnungen liest.

Welche Zutaten sind zu vermeiden?

Viele Lebensmittel enthalten problematische Inhaltsstoffe. Eine davon ist die Zichorienwurzel, auch bekannt als Inulin. Lebensmittelhersteller verwenden Inulin, um den Ballaststoffgehalt ihrer Produkte zu erhöhen. Bei Menschen mit Verdauungsstörungen kann es jedoch zu schweren Magenverstimmungen kommen. Inulin kann in allen möglichen Produkten enthalten sein, vom Müsliriegel bis hin zu Stevia-Süßungsmitteln.

Auch die in Lebensmitteln enthaltenen Süßstoffe können kompliziert sein. Gelegentlich verwenden Hersteller ausgefallene Wörter für Süßstoffe, um die Existenz von Zucker in ihren Produkten zu verbergen oder ihre Produkte gesünder erscheinen zu lassen. Achte auf Lebensmittel, die mit Fruchtsaft gesüßt sind, wie Birnen- oder Apfelsaft. Vermeide Maissirup mit hohem Fruchtzuckergehalt (HFCS; normaler Maissirup ist in Ordnung), Honig, Melasse, Agave und Zuckeralkohole (z. B. Xylitol und Sorbitol).

Es kann frustrierend sein, eine Packung Knabbereien in die Hand zu nehmen, frei von Weizen, HFCS oder Inulin, nur um am Ende der Liste Zwiebeln oder Knoblauchpulver zu finden. Vielleicht findest du auch eine Packung Müsli, die genau richtig ist, abgesehen vom Honig. Trotzdem, nicht verzweifeln, weiter nach vorne schauen! Es kann sein, dass du diese Lebensmittel (nach Absprache mit deinem Ernährungsberater) testest und feststellen wirst, dass die Menge an Knoblauchpulver oder Honig keine Probleme verursacht. In der Ausschlussphase wird aber davon abgeraten, solche Produkte zu verwenden. Es sei auch darauf hingewiesen, dass ein Lebensmittel mit einer Zutat am Ende der Zutatenliste, die reich an FODMAPs ist, durchaus noch ein Produkt mit einem niedrigen FODMAP-Gehalt sein kann. Vor dem Kauf von „kniffligen" Produkten empfiehlt sich auch die Rücksprache mit einem Ernährungsberater.

Lebensmittel und Zutaten

Nicht alle Fertigprodukte sind reich an FODMAPs. Achte während deiner Einkäufe auf diese Produkte, aber lies trotzdem die Zutatenlisten auf der Verpackung, da die Lebensmittelhersteller diese häufig verändern. Schlagwörter wie „Neu und verbessert" oder „Neue Rezeptur" auf der Verpackung verraten meist, dass sich einige Veränderungen der Inhaltsstoffe ergeben haben.

Einige Verbraucher wissen nicht genau, was in der Zutatenliste steht, weil dort z. B. „Kräuter" oder „Gewürze" aufgelistet sind. Zu diesen Klassen gehören u. a.:

- „Kräuter" oder „Kräutermischung", wenn sie in einem Anteil von bis zu 2 % im Lebensmittel enthalten sind.

- „Gewürze" oder „Gewürzmischung", wenn sie in einem Anteil von bis zu 2 % im Lebensmittel enthalten sind.

„Kräuter" und „Gewürze" können sich auf alle pflanzlichen Aromastoffe beziehen mit Ausnahme von solchen, die allgemein als „Nahrungsmittel" bezeichnet werden, wie z. B. Zwiebeln, Knoblauch und Sellerie. Wenn die „Gewürzmischung" jedoch wichtige Allergene wie Sellerie enthält, müssen diese angegeben (Allergenkennzeichnung) oder separat aufgeführt werden.

Nachfolgend findest du eine Übersicht über einige hervorragende Lebensmittel, die sich besonders zum Kochen während der FODMAP-Diät eignen.

Tortillas

Mais-Tortillas eignen sich hervorragend für Wraps und Tacos und sind im Regelfall in Supermärkten erhältlich. Glutenfreie Tortillas findet man auch im Tiefkühlbereich eines Naturkostladens.

Snacks

Low-FODMAP Knäckebrot und Chips sind in Reformhäusern leicht zu finden. Glutenfreie Brezeln, Reis-Chips (Meersalz), reine Tortilla-Chips und gebackene Kartoffelchips sind ebenfalls geeignete Snacks mit niedrigem FODMAP-Gehalt. Beachte jedoch die zugesetzten Fette, die für manche Menschen nicht geeignet sind.

Laktosefreie Milch und Milchersatz

Kokosmilch wurde wie laktosefreie Milch von der Monash Universität getestet und gilt in den entsprechenden Portionen als „unbedenklich". Mandelmilch wäre eine mögliche Alternative (in Absprache mit deinem Ernährungsberater). Sojamilch ist eine weitere Option, aber nur, wenn sie aus dem Sojaextrakt und nicht aus der ganzen Bohne hergestellt wird. In der Regel ist auf der Verpackung angegeben, ob sie aus der ganzen Bohne hergestellt ist oder nicht. Bei Milchersatzprodukten ist auf Zusatzstoffe wie Xanthan und Inulin zu achten.

Joghurt und andere Milchprodukte

Laktosefreie und Low-FODMAP Produkte wie z. B. Joghurt, saure Sahne und Kefir sind weitere gute Optionen. Im Handel sind inzwischen etliche milchfreie Joghurts erhältlich, viele sind jedoch aufgrund der Zugabe von Inulin ungeeignet.

Glutenfreie Mehle

Glutenfreies Mehl, einschließlich Reismehl, Quinoa-Mehl, Hafermehl und Kartoffelstärke, sind sehr zu empfehlen. Mit diesen Mehlen kannst du deine eigenen Mehlmischungen kreieren, besonders wenn du empfindlich auf Xanthan reagierst. Für diejenigen, die nicht empfindlich auf Xanthan reagieren, gibt es einige sehr gute glutenfreie Fertigmischungen, die ebenfalls einen niedrigen FODMAP-Gehalt haben. Vergiss nicht, nur weil etwas glutenfrei ist, bedeutet das nicht, dass es FODMAP-arm ist. Lies dir die Angaben genau durch.

Tomatensauce

Es ist wichtig, eine einfache Tomatensauce ohne Zwiebeln oder Knoblauch zu finden, die am besten aus 100 % reinen und unverfälschten Tomaten hergestellt wird.

Zerealien und Frühstücksflocken

In einem Naturkostladen finden sich viele tolle Angebote wie glutenfreie Reisflocken, glutenfreie Cornflakes, Haferflocken/-mehl oder Quinoa-Flocken. Beachte, dass einige handelsübliche Produkte mit niedrigem FODMAP-Gehalt Melasse enthalten, die einen hohen Fructosegehalt haben kann.

Geschmacksträger und Würzmittel

Butter kann in der entsprechenden Portionsgröße verwendet werden. Eine weitere wunderbare Option ist die vegane, milchfreie Margarine, die du auf deinem Toast streichen oder zum Backen verwenden kannst. Es gibt Mayonnaisen mit niedrigem FODMAP-Gehalt. Vegane Mayonnaise ist auch eine Alternative für diejenigen, die empfindlich auf Eier reagieren. Bio-Fruchtaufstriche wie Erdbeer- oder Heidelbeermarmelade sind am besten, weil sie mit Zucker und nicht mit HFCS gesüßt werden. Weitere Würzmittel sind glutenfreier Tamari und Dijon-Senf. Aber ich kann es nicht oft genug sagen: Die Zutatenlisten der einzelnen Produkte bitte kontrollieren!

Im Restaurant essen

Es ist durchaus möglich, sich auch unterwegs auf die FODMAP-Diät umzustellen. Untenstehend einige Tipps, wie das Essen in einem Restaurant einfacher wird.

- Sieh dir das Menü online an, wenn es möglich ist. Erkundige dich schon im Voraus anhand des Menüs und entscheide, was du bestellen möchtest. Es empfiehlt sich, das Restaurant vorab anzurufen und zu prüfen, ob dort auch Sonderwünsche erfüllt werden. Die steigende Zahl der Diagnosen von Zöliakie und Nahrungsmittelunverträglichkeit führt dazu, dass viele Restaurants flexibler werden.

- Lokale Zöliakie-Selbsthilfegruppen organisieren regelmäßig eine Liste von Restaurants, die glutenfreie Speisen anbieten oder bereit sind, mit dir gemeinsam eine Mahlzeit zusammenzustellen. Möglicherweise bist du nicht von einer Zöliakie betroffen, aber diese Gruppen können trotzdem sehr wertvolle und hilfreiche Dienste leisten.

- Scheue dich nicht davor, mit deinem Kellner oder dem Koch zu sprechen. Die meisten Restaurantbetreiber sind es gewohnt, Gäste willkommen zu heißen, die unter Nahrungsmittelempfindlichkeiten und -allergien leiden.

- Halte dich an einfache, schlichte Gerichte. Gegrillter, gedämpfter oder gedünsteter Lachs, Geflügel oder Braten zum Beispiel. Backkartoffeln, Salate (ohne Dressing) und gedünstetes Gemüse sind ebenfalls eine gute Wahl. Du könntest den Kellner bitten, den Knoblauch und die Zwiebeln wegzulassen und nur Salz und Pfeffer zum Würzen zu verwenden.

- Bringe dein hausgemachtes Salatdressing mit oder verlange einfach nach einem schlichten Dressing aus reinem Öl und Essig. Du könntest auch deine eigene vegane Margarine für die Backkartoffeln oder dein eigenes Brot mitbringen, z. B. Burger-Brötchen.

Low-FODMAP Snacks

Für den kleinen Hunger zwischendurch: Einige einfache Snack-Ideen, die dir helfen, den Hunger in Schach zu halten:

Reiswaffeln

Eine einfache Reiswaffel mit Erdnussbutter bestreichen und frische, in Scheiben geschnittene Erdbeeren darüber verteilen. Auf glutenfreie Reiswaffeln passt auch etwas Cheddar-Käse.

Wraps

Bereite dir einen schnellen, füllenden Snack zu, indem du eine glutenfreie Tortilla mit Putenschnitzel, Emmentaler und Mayo oder mit Erdnussbutter und Bio-Himbeermarmelade zusammenrollst.

Nüsse und Samen

Greif dir einfach eine Handvoll Nüsse oder Samen mit niedrigem FODMAP-Gehalt, wie z. B. Walnüsse, Pekannüsse oder Kürbiskerne.

Obst und Gemüse

Obst mit niedrigem FODMAP-Gehalt wie z. B. Mandarinen, Erdbeeren, Bananen (noch leicht grün) oder Cantaloupe-Melonen können in einer angemessenen Portionsgröße genossen werden.

Müsliriegel und Snacks

Müsliriegel füllen dich und du wirst deinen Blutzuckerspiegel den ganzen Tag über auf einem stabilen Niveau halten. Außerdem lassen sie sich überall hin mitnehmen, z. B. zur Arbeit oder zur Schule. Muffins oder Bananenbrot eignen sich hervorragend als Frühstückssnack, besonders zu einer Tasse Kaffee.

Smoothies

Einfach ein paar gesunde Zutaten in einen Mixer geben und schon kann mit dem Mixen losgelegt werden.

Mahlzeiten planen

Die Planung und Organisation wird sich für dich ganz von selbst entwickeln und das Essen in eine abwechslungsreiche, leckere, einfache, stressfreie und genussvolle FODMAP-arme Kost verwandeln.

Die Essensplanung könnte am Ende der Woche beginnen. Am Wochenende kannst du deine Mahlzeitenpläne für die nächste Woche erstellen. Notiere deine Ideen und erstelle eine Einkaufsliste entsprechend deiner Ideen. Es empfiehlt sich auch, die Lebensmittelangebote und die für die jeweilige Saison angebotenen Lebensmittel zu beobachten und zu verfolgen.

Das Wochenende ist eine gute Gelegenheit, kompliziertere Gerichte zu kochen, da meist mehr Zeit zur Verfügung steht. Es ist ein guter Zeitpunkt, um Brühen, Fonds und Suppen vorzubereiten: Diese können in Behältern unterschiedlicher Größe eingefroren werden, entsprechend der im Rezept angegebenen Mengen. Die Suppen können in Einzelportionen eingefroren werden, so dass sie nur noch aufgetaut und an Wochentagen zum Mittagessen aufgewärmt werden müssen.

Der Sonntag ist auch eine gute Zeit, um das Frühstück für die Wochentage vorzubereiten (z. B. Pfannkuchen und Waffeln). Es gibt viele leckere Lunchpakete, wie z. B. Sandwiches mit glutenfreiem Brot und Salate. Jeder Salat kann mit zusätzlichem Protein ergänzt werden, z. B. gegrilltes Hähnchen oder Lachs, um ihn noch leckerer zu machen.

Im Folgenden findest du ein Beispiel eines Speiseplans für eine Woche. Du musst dich nicht an diesen halten und kannst dir deinen ganz persönlichen

Speiseplan zusammenstellen. Die meisten dieser Rezepte sind für mehrere Personen konzipiert. So kannst du dich mehrere Tage lang selbst versorgen und musst unter der Woche weniger Abendessen kochen, was das Leben definitiv einfacher macht. Die Reste können am nächsten Abend oder zum Mittagessen aufgebraucht werden.

Wochenspeiseplan

	MONTAG
FRÜHSTÜCK	*Beeren-Müsli mit laktosefreier Milch*
MITTAGESSEN	*Risotto*
ABENDESSEN	*Schmorbraten mit Thymiansauce + grüne Bohnen*
	DIENSTAG
FRÜHSTÜCK	*Kürbis-Pekannuss Müsli mit laktosefreier Milch*
MITTAGESSEN	*Hühnersuppe*
ABENDESSEN	*Nudeln mit Garnelen*
	MITTWOCH
FRÜHSTÜCK	*Bananen-Pfannkuchen*
MITTAGESSEN	*Quinoa-Salat*
ABENDESSEN	*Gebratenes Hähnchen mit Senf-Sauce + Backkartoffeln*
	DONNERSTAG
FRÜHSTÜCK	*Pfannkuchen mit Blaubeeren*
MITTAGESSEN	*Himbeer-Walnuss-Salat + gebratene Hähnchebrust*
ABENDESSEN	*Gebackener Kabeljau + Quinoa-Salat*
	FREITAG
FRÜHSTÜCK	*Quinoa-Zucchini Muffins*
MITTAGESSEN	*Spinatsalat mit Blaubeeren + gegrillter Lachs*
ABENDESSEN	*Nudeln mit Hähnchenbrust in Tomatenrahmsoße*
	SAMSTAG
FRÜHSTÜCK	*Kürbis-Waffeln*
MITTAGESSEN	*Caesar Salad + gebratene Hähnchenbrust*
ABENDESSEN	*Reis-Spaghetti mit Fleischsauce*
	SONNTAG
FRÜHSTÜCK	*Rührei mit Tofu + Toastbrot (glutenfrei)*
MITTAGESSEN	*Karotten-Fenchel Salat*
ABENDESSEN	*Thai-Nudeln mit Tempeh*

Würzen und verfeinern

Low-FODMAP Lebensmittel müssen nicht langweilig sein. In den letzten Jahren habe ich herausgefunden, wie ich meinen Gerichten mehr Geschmack verleihen kann und jetzt vermisse ich weder Zwiebeln noch Knoblauch. Mit den folgenden Zutaten kannst du den Geschmack deiner Low-FODMAP Mahlzeiten verbessern:

Salz und Pfeffer

Die Verwendung von Salz und Pfeffer ist absolut notwendig. Wenn ein Gericht oft fad schmeckt, dann nicht, weil es an Knoblauch oder Zwiebeln fehlt, sondern weil es an Salz fehlt. Glücklicherweise ist Salz kein FODMAP. Ich möchte dich nicht ermutigen, dich natriumreich zu ernähren, aber denk daran, dass die Deutschen den größten Teil ihres Natriums aus verarbeiteten Lebensmitteln beziehen. Und wenn du den Konsum von verarbeiteten Lebensmitteln reduzierst (was wahrscheinlich der Fall sein wird, wenn du dich für eine FODMAP-Diät entscheidest), ist es nicht besonders besorgniserregend, deinen Speisen mehr Salz hinzuzufügen. Die Verwendung von Salz sollte jedoch niemals ohne ärztliche Zustimmung erfolgen. Der Verzicht auf Salz oder eine drastische Reduzierung ist besonders dann angebracht, wenn der behandelnde Hausarzt dies ausdrücklich empfohlen hat. Verwende gerade genug Salz, um dem Gericht Geschmack zu verleihen. Balance ist das A und O.

Schnittlauch und Frühlingszwiebeln

Wer den Geschmack von Zwiebeln mag, kann sie durch Schnittlauch und Frühlingszwiebeln ersetzen. Achte darauf, dass du nur die grünen Teile verwendest.

Knoblauchöl

Knoblauch enthält zwar reichlich Fructane, die allerdings nicht fettlöslich sind! In diesem Fall ist es in Ordnung, den Knoblauch in Öl zu braten, um dem Öl sein herrliches Aroma zu verleihen. Aber Vorsicht: Die Fructane in Knoblauch und Zwiebeln sind wasserlöslich und können daher im Kochwasser ausgewaschen werden. Aus diesem Grund sollten Knoblauch oder Zwiebeln niemals in Brühen oder Suppen verwendet werden. Sie dürfen nur zum Würzen von Öl verwendet werden! Bereite dir zu Hause dein eigenes Knoblauchöl zu und verbrauche es unmittelbar nach der Zubereitung, da sich schädliche Bakterien im restlichen Öl ansammeln können.

Kräuter und Gewürze

Viele Kräuter und Gewürze sind FODMAP-arm und eignen sich daher besonders zum Würzen von Suppen und Slow Cooker Gerichten. Gib vor dem Servieren etwas frisch gehackte Petersilie oder Koriander hinzu und verwende Gewürze wie Zimt für würzige Gerichte.

Zitronen, Limetten und Zitrusschalen

Frisch gepresste Zitronen- und Limettensäfte verleihen vielen Gerichten ein angenehmes Geschmackserlebnis. Für einen noch intensiveren Zitrusgeschmack kann auch frisch geriebene Zitrusschale hinzugefügt werden.

Brühen und Fonds

Hühner-, Rinder- und Gemüsebrühen/-fonds eignen sich nicht nur für Suppen, sie sind auch hervorragende Geschmacksverstärker, insbesondere in leckeren Saucen. Einfach ein paar Hühnerknochen und Gemüse in einen Topf mit Wasser geben und einkochen lassen. Rinderfond erfordert einen zusätzlichen Schritt, bei dem die Knochen zuerst gebraten werden müssen. Die Brühe kann in Behältern unterschiedlicher Größe eingefroren werden, so dass sie immer in der gewünschten Rezeptur und Portion zur Verfügung steht. Für sehr kleine Mengen können die Brühen z. B. in einem Eiswürfelbehälter eingefroren werden.

Umami

Das Wort Umami beschreibt einen bestimmten fleischig-würzigen Geschmackseindruck. Das Hinzufügen von Umami zu einem Gericht verstärkt den Geschmack der Zutaten. Rindfleischbrühe ist sowohl FODMAP-arm als auch Umami. Ebenso wie glutenfreie Sojasauce, Tamari, Sardellen, Oliven und Parmesankäse. Verfeinere Marinaden, Saucen, Salate oder einfach jedes andere Gericht, das dir in den Sinn kommt.

Trockene Weine

Trockene Weine sind in moderaten Mengen FODMAP-arm. Sie sind ideal für Saucen, Eintöpfe und Slow Cooker Gerichte. Um eine köstliche Sauce herzustellen, kannst du auch einen Schuss Wein zum Ablöschen in der Pfanne verwenden, nachdem du das Fleisch angebraten hast.

Geröstetes Getreide und Nüsse

Beim Anbraten von Reis oder Quinoa vor dem Kochen entfaltet sich der schöne nussartige Geschmack der Getreidekörner. Gleiches gilt für Nüsse und Samen wie z. B. Walnüsse, Pinienkerne oder Sonnenblumenkerne. In einer trockenen Pfanne bei mittlerer Hitze unter ständigem Rühren anrösten, dann auf einen Salat aufstreuen.

Glutenfrei backen

Das glutenfreie Backen kann ein wenig knifflig sein, aber mit ein wenig Übung kannst du es definitiv meistern. Keines der Rezepte benötigt Xanthan, das oft verwendet wird, um glutenfreien Backwaren mehr Struktur zu verleihen. Der Grund dafür ist, dass ich eine Empfindlichkeit gegenüber Xanthan entwickelt habe. Das ist keineswegs ungewöhnlich. Du solltest auch auf die Mehlsorten achten, die du verwendest. Meiner Meinung nach funktioniert eine Mischung aus Mehlen, die aus Stärke- und Eiweißmehl besteht. Stärkemehle enthalten sehr wenig Eiweiß oder Ballaststoffe und sind sehr weiß und pulvrig. Dazu gehören Kartoffelstärke, Maisstärke und Tapiokamehl. Kartoffelstärke und Maisstärke eignen sich für die Herstellung von knusprigen Gebäck wie Keksen und Kräckern. Tapiokamehl hilft, Kuchen und Brot saftig und flauschig zu halten. Und schließlich trägt die

Verwendung einer Mischung aus Stärkemehlen dazu bei, ein universell einsetzbares Mehl herzustellen.

Eiweißmehle enthalten auf natürliche Weise Eiweiß, aber auch Ballaststoffe und werden durch Mahlen von Vollkorn wie Reis, Hafer oder Quinoa hergestellt. Eine Kombination aus Eiweiß- und Stärkemehlen ist für die meisten Rezepte am besten geeignet. Meiner Meinung nach funktioniert ein Verhältnis von etwa zwei Teilen Eiweißmehl zu einem Teil Stärkemehl recht gut.

Eigene Rezepte anpassen

Viele deiner Lieblingsrezepte können in Low-FODMAP Rezepte umgewandelt werden. Zunächst einmal ist es wichtig, die richtigen Rezepte anzupassen. Es ist wirklich hilfreich, wenn der Hauptbestandteil des Rezeptes bereits einen niedrigen FODMAP-Gehalt aufweist. So ist beispielsweise ein Hühnersuppen-Rezept viel einfacher anzupassen als ein Zwiebelsuppen-Rezept. Geflügel ist arm an FODMAPs, aber Zwiebeln sind es sicherlich nicht und das Rezept würde ohne sie keinen Sinn ergeben. Versuche also, dich an Rezepte zu halten, die auf ein Low-FODMAP Lebensmittel basieren.

Zum anderen solltest du auf mögliche Austauschmöglichkeiten achten. So kann z. B. die glutenfreie Mehlmischung anstelle von Weizenmehl in Saucen und Backwaren verwendet werden. Es ist auch möglich, Ahornsirup anstelle von Honig, laktosefreie Milch oder Milchersatz für herkömmliche Milch und Pinienkerne anstelle von Cashewnüssen zu verwenden. Das Fleisch in hausgemachtem Knoblauchöl anbraten, anstatt den gehackten Knoblauch hinzuzufügen. Verwende die grünen Teile der Frühlingszwiebeln anstelle die normalen Zwiebeln. Probiere glutenfreie Nudeln wie z. B. Gemüse-Nudeln in Nudel-Rezepten. Glutenfreies, Low-FODMAP Brot in Würfel schneiden und im Ofen trocknen, um Croûtons oder Semmelbrösel herzustellen, z. B. für Füllungen. Alternativ zu Semmelbrösel können auch zerkleinerte, glutenfreie Kräcker oder Frühstücksflocken verwendet werden. Bereite hausgemachte Rahmsaucen mit Low-FODMAP Zutaten zu und verzichte auf Rahmsuppen aus Dosen.

Der Gesamtgehalt der FODMAPs eines Rezepts muss immer im Blick behalten werden. Einige Lebensmittel gelten als FODMAP-arm, jedoch nur in der empfohlenen Portionsgröße. Beispielsweise beträgt die empfohlene Portionsgröße für Brokkoli eine halbe Tasse, während größere Portionen mit GOS (Galactane) gefüllt sind. Daher ist es vielleicht keine gute Idee, Brokkoli mit einem anderen Lebensmittel zu kombinieren, das auch GOS enthält, wie z. B. Linsen. Die Summe aus mehreren kleinen Portionen verschiedener Lebensmittel ergibt schließlich eine große Gesamtmenge an GOS.

Low-FODMAP Rezepte

Basisrezepte

Bevor du anfängst, Low-FODMAP Rezepte zuzubereiten, solltest du zuerst einige grundlegende hausgemachte Zutaten auf Lager haben.

Basis-Mehlmischung

Die vielseitige Mehlmischung ist ideal für Pfannkuchen, Kekse und Muffins, aber auch für Saucen und als Saucenbinder. Der Ersatz eines Teils der Mehlmischung durch mehr Tapiokamehl verhindert, dass Kekse und Gebäck zu bröckelig werden und verleiht dem Brot mehr Glanz und Geschmeidigkeit. Braunes Reismehl liefert dazu noch viele Ballaststoffe.

Zutaten

- *400 g Braunes Reismehl*
- *100 g Kartoffelstärke*
- *40 g Tapiokamehl*
- *30 g Maisstärke*

Zubereitung

Die Zutaten mit einem Löffel gut durchmischen und in einem luftdichten Behälter im Kühlschrank über mehrere Monate aufbewahren.

Knoblauchöl

Wie bereits erwähnt, enthält Knoblauch einen hohen Anteil an Fructane, die allerdings nicht fettlöslich sind. Das bedeutet, dass der angebratene Knoblauch in Öl seinen starken Geschmack freisetzt, aber glücklicherweise nicht die Fructane. Dennoch ist es ratsam, zuerst einen Arzt oder Ernährungsberater zu konsultieren, um zu entscheiden, ob Knoblauchöl eine geeignete Alternative ist. Dieses Rezept verwendet 1 Knoblauchzehe pro 1 bis 2 Esslöffel (15 bis 30 ml) Öl und kann bei Bedarf erhöht werden. Es können alle Öle verwendet werden, aber ich bevorzuge Olivenöl. Wegen der Gefahr des Bakterienwachstums ist es ratsam, das Knoblauchöl innerhalb von 1 bis 2 Tagen aufzubrauchen, um auf der sicheren Seite zu sein. Bei Nichtgebrauch sofort im Kühlschrank aufbewahren und innerhalb von 2 bis 4 Tagen verbrauchen. Alternativ kannst du es auch bis zu 3 Monate im Gefrierfach einfrieren. Das Einfrieren des Öls in einem sauberen Eiswürfelbehälter ist die beste Lösung. Auf diese Weise lassen sich die einzelnen Öl-Portionen direkt in die Rezepte einfüllen, ohne sie auftauen zu müssen.

Zutaten

- *ganze Knoblauchzehen*
- *Öl deiner Wahl, z. B. Olivenöl, Rapsöl oder Walnussöl*

Zubereitung

Den Knoblauch auf ein Schneidebrett legen und die flache Seite des Messers auf die Zehen legen. Mit dem Handballen auf das Messer drücken und die Knoblauchzehen zerdrücken. Der Knoblauch wird zerquetscht, was es einfacher macht, die Knoblaucharomen beim Braten im Öl freizusetzen. Das Öl in einer Pfanne oder einem Topf bei mittlerer Hitze erhitzen. Den geschälten Knoblauch dazugeben und braun anbraten, ca. 2 bis 3 Minuten. Den Knoblauch aus dem Öl nehmen und entsorgen. Das Öl abkühlen lassen und für die gewünschten Rezepte verwenden. Das Öl sofort verwenden oder bis zu 2 Tage im Kühlschrank aufbewahren.

Knoblauchöl niemals bei Raumtemperatur aufbewahren. Immer im Kühlschrank aufbewahren und unbenutztes Öl nach einigen Tagen entsorgen. Die beste und sicherste Art, gefrorenes Knoblauchöl zu verwenden besteht darin, einzelne Portionen des Öls direkt in das Rezept zu geben, ohne es vorher aufzutauen.

Kräutermischungen

Kräuter sind ideal, um den Geschmack von Speisen zu verfeinern. Einfach die Kräuter für die jeweilige Kräutermischung gut vermischen und dann in einem luftdichten Behälter aufbewahren.

Italienische Kräutermischung

Zutaten

- *1 EL getrockneter Oregano*
- *1 EL getrockneter Thymian*
- *2 TL zerdrückter getrockneter Rosmarin*
- *2 TL getrocknetes Basilikum*
- *1 TL getrockneter Majoran*
- *1 TL getrockneter, geriebener Salbei*

Geflügel-Kräutermischung

Zutaten

- *2 EL getrocknete Petersilie*
- *1 EL getrockneter geriebener Salbei*
- *1 ½ TL zerdrückter getrockneter Rosmarin*
- *1 ½ TL getrockneter Majoran*

Spinat-Basilikum Pesto

Zutaten

- *120 ml natives Olivenöl extra*
- *4 Knoblauchzehen, geschält und zerdrückt*
- *50 g Babyspinat*
- *20 g frische Basilikumblätter*
- *70 g Pinienkerne, geröstet oder 35 g Sonnenblumenkerne, geröstet*
- *50 g geriebener Parmesankäse (optional)*
- *½ TL Salz*
- *½ TL frisch gemahlener schwarzer Pfeffer*
- *½ TL Zitronenschale*
- *1 EL frischer Zitronensaft*

Zubereitung

Das Olivenöl in einer Pfanne bei mittlerer Hitze erhitzen. Den Knoblauch dazugeben und anbraten. Den Knoblauch entfernen und entsorgen. Das Öl auf Raumtemperatur abkühlen lassen. In eine Küchenmaschine den Spinat, Basilikum, Pinienkerne, Parmesankäse (falls verwendet), Salz, schwarzen Pfeffer, Zitronenschale und Zitronensaft geben. 2 EL des abgekühlten Knoblauchöls zugeben. So lange weiterverarbeiten, bis die Mischung nahezu homogen ist. Bei laufender Maschine das restliche Knoblauchöl langsam einfüllen. Nach Bedarf direkt verwenden oder einfrieren.

Ei-Ersatz aus Chia

Ein Chia-Ei entspricht einem großen Ei (L)

Wenn sie in Wasser eingeweicht werden, bilden die Chia-Samen eine gelartige Masse mit einer Konsistenz, die sehr ähnlich wie bei Eiern ist. Dieser Ei-Ersatz wird besonders für Menschen empfohlen, die keine Eier vertragen. Er ist auch zum Backen geeignet, aber beachte, dass Chia Ei-Ersatz nur in Rezepten funktioniert, die maximal 1 bis 2 Eier erfordern.

Verwende eine saubere Kaffeemühle, um die Chia-Samen zu mahlen. Die Verwendung von gemahlenen Samen macht die Mischung schneller zu einem Gel und trägt dazu bei, dass die Samen vollständig in die anderen Zutaten eingearbeitet werden.

Zutaten

1 EL (15 g) fein gemahlene Chia-Samen
60 ml warmes Wasser

Zubereitung

Den gemahlenen Chia-Samen und das Wasser in einer kleinen Schüssel verquirlen. Die Mischung ca. 5 Minuten ruhen lassen, bis sie eine gelartige Konsistenz bildet. Verwende ihn in deinen Rezepten anstelle von einem Ei.

Frühstück

Kürbis-Pekannuss Müsli

9 Portionen, etwa 60 g pro Portion.

Die Haferflocken enthalten eine relativ geringe Menge an FODMAPs, weshalb die empfohlene Portionsgröße nicht überschritten werden darf. Ideal als gesunder Snack für Zwischendurch oder mit laktosefreier Milch als Frühstücks-Müsli.

Zutaten

- *160 g Haferflocken (ggf. glutenfrei)*
- *70 g glutenfreie Reisflocken*
- *100 g Quinoa-Flocken*
- *50 g grob gehackte Pekannüsse*
- *80 g rohe, geschälte Kürbiskerne*
- *1 TL gemahlener Zimt*
- *½ TL gemahlener Ingwer*
- *¼ TL gemahlene Muskatnuss*
- *Prise gemahlene Nelken*
- *¼ TL Salz*
- *120 ml reiner Ahornsirup*
- *60 ml Rapsöl oder anderes neutrales Öl*
- *60 ml Wasser*

Zubereitung

Den Ofen auf 180°C vorheizen. Ein umrandetes Backblech mit Pergamentpapier auslegen. In einer großen Schüssel Haferflocken, Reisflocken, Quinoa-Flocken, Pekannüsse, Kürbiskerne, Zimt, Ingwer, Muskatnuss, gemahlene Nelken und Salz vermischen. In einer kleinen Schüssel den Ahornsirup, das Rapsöl und das Wasser verrühren. Über die Hafermischung gießen und umrühren, bis die Mischung vollständig bedeckt ist.

Die Masse gleichmäßig auf das vorbereitete Backblech verteilen. 30 Minuten backen und dabei alle 10 Minuten durchrühren, bis die Mischung leicht anröstet. Vollständig abkühlen lassen. In einem luftdichten Behälter für mehrere Wochen aufbewahren.

Beeren-Müsli

6 Portionen, etwa 75 g pro Portion

Halte dich an die empfohlene Portionsgröße, um unnötige Mengen an Hafer, die eine geringe Menge an FODMAPs enthalten, zu vermeiden.

Zutaten

- *60 g glutenfreie Reisflocken*
- *120 g Haferflocken (ggf. glutenfrei)*
- *60 g gehackte Walnüsse*
- *80 ml Wasser*
- *70 g Zucker*
- *¼ TL Salz*
- *2 EL (30 ml) Walnussöl*
- *1 EL (15 ml) Himbeerextrakt*

Zubereitung

Den Ofen auf 150°C vorheizen. Ein großes umrandetes Backblech mit Pergamentpapier auslegen. In einer großen Schüssel Reisflocken, Haferflocken und Walnüsse vermischen.

Wasser, Zucker und Salz in einem kleinen Topf bei mittlerer Hitze geben. Kochen und umrühren, bis der Zucker aufgelöst ist. Die Mischung vom Herd nehmen. Walnussöl und Himbeerextrakt unterrühren. In die Hafer-Mischung geben und umrühren, bis eine vollständige Verbindung entsteht.

Die Masse auf das vorbereitete Backblech verteilen und ca. 50 bis 60 Minuten backen oder bis sie trocken und leicht geröstet ist. Abkühlen lassen, dann in Stücke zerbrechen. In einem luftdichten Behälter für mehrere Wochen aufbewahren. Nach Wunsch mit frischen Erdbeeren und Heidelbeeren bestreuen.

Bananen-Pfannkuchen mit Haferflocken

10 Pfannkuchen

Zutaten

- *110 g gestampfte Banane (noch leicht grün)*
- *280 ml laktosefreie Milch oder Milchersatz (z. B. Kokosmilch)*
- *1 EL (15 ml) Rapsöl oder ein anderes reines Öl*
- *80 g Haferflocken (glutenfrei, falls erforderlich)*
- *160 g Basis-Mehlmischung (siehe Basisrezepte)*
- *1 EL (15 g) Backpulver*
- *1 TL Zucker*
- *½ TL gemahlener Zimt*
- *¼ TL Salz*
- *2 EL (20 g) fein gehackte Zartbitterschokolade oder vegane Schokolade*

Zubereitung

Eine Elektro-Grillplatte auf 190°C erhitzen. In einer großen Schüssel die gestampfte Banane, 230 ml Milch, Rapsöl und Haferflocken vermischen. Die Mischung 5 bis 10 Minuten ruhen lassen, damit die Haferflocken die Flüssigkeit aufnehmen können. Dann die Basis-Mehlmischung, Backpulver, Zucker, Zimt und Salz unterrühren. Die restliche (50 ml) Milch und die gehackte Zartbitterschokolade einrühren. Bei Bedarf mehr Milch hinzufügen, um den Teig auf eine fließfähige Konsistenz zu bringen.

Für jeden Pfannkuchen 60 ml Teig auf die Grillplatte geben. Nach ein paar Minuten wenden, sobald die Unterkanten trocken aussehen. Die andere Seite goldbraun braten. Die Prozedur mit dem restlichen Teig wiederholen.

Quinoa- und Haferflocken mit Erdnussbutter

2 Portionen

Um das Rezept FODMAP-arm zu halten, wurde etwa die Hälfte der Haferflocken durch Quinoa-Flocken ersetzt, die im Allgemeinen besser verträglich sind.

Zutaten

- *40 g Haferflocken (ggf. glutenfrei)*
- *50 g Quinoa-Flocken*
- *2 EL (25 g) gemahlene Chia-Samen*
- *2 EL (30 g) reine, cremige Erdnussbutter*
- *280 ml laktosefreie Milch oder Milchersatz (z. B. Kokosmilch)*
- *1 EL (15 ml) reiner Ahornsirup*
- *¼ TL reiner Vanilleextrakt*
- *2 TL fein gehackte Zartbitterschokolade oder vegane Schokolade (optional)*

Zubereitung

Hafer- und Quinoa-Flocken, Chia-Samen und Erdnussbutter in einer Schüssel vermischen. Milch, Ahornsirup und Vanille zugeben und gut umrühren. Abdecken und über Nacht kühl stellen. Die Schokoladenstücke am Morgen unterrühren und sofort genießen.

Pfannkuchen mit Blaubeeren

8 Pfannkuchen

Zutaten

- *240 ml laktosefreie Milch oder Milchersatz (z. B. Kokosmilch)*
- *1 EL (15 ml) Essig oder frischer Zitronensaft*
- *240 g Basis-Mehlmischung*
- *2 EL (25 g) Zucker*
- *2 TL Backpulver*
- *½ TL Salz*
- *1 großes Ei (L)*
- *2 EL (30 g) geschmolzene ungesalzene Butter, natives Kokosöl oder vegane Margarine*
- *80 g frische Blaubeeren*

Zubereitung

Eine Elektro-Grillplatte auf 190°C oder eine Herdplatte bei mittlerer Hitze erhitzen. Die Milch in einem Messbecher einfüllen und den Essig unterrühren. 5 bis 10 Minuten lang säuern lassen.

Die Basis-Mehlmischung, Zucker, Backpulver und Salz in einer großen Schüssel vermengen. Das Ei in einer mittelgroßen Schüssel leicht schlagen. Die Milch mit einem Schneebesen einrühren. Die geschmolzene Butter während des Rührens langsam einfüllen. Die Eiermasse in die Mehlmischung gießen und umrühren, bis keine Klumpen mehr übrig sind. Die Blaubeeren unterheben.

Bei Bedarf die Grillplatte einfetten. Für jeden Pfannkuchen ca. 60 ml Teig auf die Grillplatte geben. Einige Minuten braten, bis sich Bläschen bilden und dann wenden. Die andere Seite goldbraun anbraten. Mit dem Rest des Teigs wiederholen.

Kürbis-Waffeln

4 Waffeln à 20 cm

Zutaten

- *350 ml laktosefreie Milch oder Milchersatz*
- *1 EL (15 ml) frischer Zitronensaft*
- *270 g Basis-Mehlmischung*
- *1 EL (15 g) brauner Zucker*
- *2 TL Backpulver*
- *½ TL Salz*
- *1 ½ TL gemahlener Zimt*
- *½ TL gemahlener Ingwer*
- *¼ TL gemahlene Muskatnuss*
- *Prise TL gemahlene Nelken*
- *120 g Kürbispüree*
- *2 EL (30 ml) Rapsöl oder ein anderes neutrales Öl*

Zubereitung

Das Waffeleisen zum Vorheizen aufdrehen. Milch und Zitronensaft in einer mittelgroßen Schüssel verrühren und 5 bis 10 Minuten ziehen lassen.

In einer großen Schüssel die Basis-Mehlmischung, braunen Zucker, Backpulver, Salz, Zimt, Ingwer, Muskatnuss und gemahlene Nelken vermischen. Kürbispüree und Rapsöl in die Milchmischung einrühren. Die Milch-Kürbis Mischung langsam unter Rühren in die Mehlmischung geben, um Klumpen zu vermeiden. Gut umrühren, bis alles gut vermischt ist.

Das Waffeleisen bei Bedarf mit Kochspray besprühen und den Teig nach Herstellerangaben in das Waffeleisen gießen (z. B. bei 20 cm rundem Waffeleisen mit 160 ml Teig pro Waffel). Das Waffeleisen schließen und braten, bis das Eisen nicht mehr dampft, ca. 4 bis 5 Minuten oder nach Anleitung. Die Waffel mit einer Gabel herausnehmen und sofort servieren.

Bananenbrot

2 Portionen

Wer morgens nicht viel Zeit hat, kann das Bananenbrot am Vorabend vorbereiten und muss es morgens nur aufwärmen.

Zutaten

- *1 mittelgroße Banane (noch leicht grün), gestampft*
- *480 ml Wasser*
- *240 ml Kokosmilch, fettarm (oder laktosefreie Milch)*
- *100 g brauner Reis*
- *1 EL (15 g) brauner Zucker*
- *1 TL reiner Vanilleextrakt*
- *Prise Salz*
- *½ TL gemahlener Zimt*
- *2 EL (15 g) gehackte, geröstete Walnüsse*

Zubereitung

Die gestampfte Banane, das Wasser und die Kokosmilch in einem großen Kochtopf vermengen und den braunen Reis, den braunen Zucker, die Vanille und das Salz unterrühren. Aufkochen lassen. Die Hitze reduzieren und 30 bis 40 Minuten unbedeckt köcheln lassen, gelegentlich umrühren, bis der größte Teil der Flüssigkeit aufgenommen ist und der Reis weich wird. Den Zimt unterrühren und mit den gehackten Walnüssen, die darüber gestreut werden, servieren.

Quinoa-Zucchini Muffins

6 Muffins

Zutaten

- *1 EL (15 ml) Olivenöl*
- *120 g gewürfelte Zucchini*
- *40 g gewürfelte rote Paprika*
- *5 große Eier*
- *140 g gekochter Quinoa*
- *3 EL (15 g) geriebener Parmesankäse*
- *2 Frühlingszwiebeln (nur grüne Teile), fein geschnitten*
- *1 TL italienische Kräutermischung (siehe Basisrezepte)*
- *½ TL Salz*
- *¼ TL frisch gemahlener schwarzer Pfeffer*

Zubereitung

Den Backofen auf 160°C vorheizen. Olivenöl-Kochspray in 6 Vertiefungen einer Muffinform einsprühen. Olivenöl in einer Pfanne bei mittlerer Hitze erhitzen. Zucchini und rote Paprika etwa 10 Minuten lang braten. Die Eier in einer großen Schüssel schlagen. Die Zucchini-Mischung, Quinoa, Parmesankäse, Zwiebeln, italienische Kräutermischung, Salz und schwarzen Pfeffer unterrühren. Die Mischung gleichmäßig in die Vertiefungen der Muffinform verteilen und ca. 20 Minuten backen, bis sie goldgelb sind. Vor dem Herausnehmen aus der Pfanne kurz abkühlen lassen. Sofort genießen oder bis zu 4 Tage im Kühlschrank oder bis zu 3 Monate im Gefrierschrank aufbewahren.

Rührei mit Tofu

4 Portionen

Morgens mit Low-FODMAP Toast (glutenfrei) oder zum Mittag- oder Abendessen mit einer Portion Reis genießen.

Zutaten

- *1 EL (15 ml) Olivenöl*
- *80 g gehackte grüne Paprika*
- *90 g gehackte Tomate*
- *60 g schwarze Oliven in Scheiben geschnitten, abgetropft*
- *1 TL Salz*
- *½ TL frisch gemahlener schwarzer Pfeffer*
- *½ TL gemahlener Kreuzkümmel*
- *¼ TL Chilipulver (optional)*
- *500 g abgetropft, zerbröckelt extra-fester Tofu*
- *½ TL gemahlene Kurkuma*
- *2 Frühlingszwiebeln (nur grüne Teile), in Scheiben geschnitten*
- *4 g gehackter frischer Koriander*

Zubereitung

Das Olivenöl in einer großen Pfanne bei mittlerer bis starker Hitze erhitzen. Den grünen Paprika dazugeben und etwa 3 bis 5 Minuten lang zart anbraten. Die Hitze reduzieren und die Tomate, die schwarzen Oliven, das Salz, den schwarzen Pfeffer, den Kreuzkümmel und das Chilipulver unterrühren.

Den Tofu in die Pfanne geben und mit Kurkuma bestreuen. Unter leichtem Rühren kochen, bis der Tofu nach ca. 5 Minuten gelb wird. Die geschnittenen Frühlingszwiebeln und den gehackten frischen Koriander unterrühren und sofort servieren.

Salate und Beilagen

Es gibt so viele Low-FODMAP Variationen für Salate und Beilagen. Im Hinblick auf Kohlenhydrate wird im Rahmen einer FODMAP-reduzierten Ernährung der Einsatz von Kartoffeln, Reis und Quinoa empfohlen. Viele Quinoa- und Reisgerichte eignen sich hervorragend für köstliche und einfache vegetarische Mittag- und Abendessen.

Karotten-Fenchel Salat

4 bis 6 Portionen

Zutaten

- *2 EL (30 ml) frischer Orangensaft*
- *2 EL (30 ml) Reisweinessig*
- *1 EL (15 ml) Olivenöl*
- *1 EL (4 g) gehackte Fenchelblätter*
- *1 TL Zucker*
- *1 TL geriebene Orangenschale*
- *¼ TL Salz*
- *¼ TL frisch gemahlener schwarzer Pfeffer*
- *1 Fenchelknolle, in dünne Streifen geschnitten*
- *2 Karotten, geraspelt*

Zubereitung

Orangensaft, Reisweinessig, Olivenöl, Fenchelblätter, Zucker, Orangenschale, Salz und schwarzen Pfeffer in einer großen Schüssel verrühren. Den geschnittenen Fenchel und die geraspelten Karotten dazugeben und mit dem Dressing überziehen. Vor dem Servieren abdecken und mindestens 2 Stunden kühl stellen, damit sich die Aromen verbinden. Im Kühlschrank bis zu 2 Tage aufbewahren.

Spinatsalat mit Blaubeeren

4 Portionen

Blauschimmelkäse enthält relativ wenig Laktose. Außerdem sollte erwähnt werden, dass Balsamico-Essig einen geringen Anteil an FODMAPs enthält.

Zutaten

- *120 g frischer Babyspinat*
- *50 g Pekannusshälften, geröstet*
- *80 g frische Heidelbeeren*
- *30 g zerbröckelter Blauschimmelkäse*
- *3 EL (50 ml) kaltgepresstes Olivenöl extra vergine*
- *2 EL (30 ml) Balsamico-Essig*
- *1 TL reiner Ahornsirup*
- *½ TL Dijon Senf*
- *Prise Salz*
- *Prise frisch gemahlener schwarzer Pfeffer*

Zubereitung

In einer großen Schüssel Spinat, Pekannüsse, Heidelbeeren und Blauschimmelkäse vermengen. Olivenöl, Balsamico-Essig, Ahornsirup, Dijon-Senf, Salz und schwarzen Pfeffer in ein Glas oder einen Behälter mit festem Deckel geben. Die Mischung kräftig durchschütteln. Das Dressing unmittelbar vor dem Servieren in den Salat schütten. Dazu passend gegrillte Hähnchenbrust für ein köstliches, gesundes Mittagessen.

Himbeer-Walnuss Salat

4 Portionen

Achte darauf, dass die Himbeermarmelade keinen Maissirup mit hohem Fructosegehalt (HFCS) enthält. Bio-Marken sind in der Regel die beste Wahl.

Zutaten

- *140 g gemischter Salat*
- *80 g zerbröckelter Feta-Käse*
- *30 g gehackte Walnüsse, geröstet*
- *4 Frühlingszwiebeln (nur grüne Teile), in Scheiben geschnitten*
- *2 Mandarinen, geschält und geteilt*
- *2 EL (30 ml) Walnussöl*
- *2 EL (30 ml) Rotweinessig*
- *2 EL (40 g) Himbeermarmelade (Produktzutaten auf FODMAPs prüfen)*
- *2 EL (30 ml) Wasser*
- *Prise Salz*

Zubereitung

In einer großen Schüssel Salat, Feta-Käse, Walnüsse, Frühlingszwiebeln und Mandarinen zusammenwerfen. Das Walnussöl, den Rotweinessig, die Himbeermarmelade, das Wasser und das Salz in ein Glas oder einen Behälter mit festem Deckel geben. Die Mischung kräftig durchschütteln. Das Dressing unmittelbar vor dem Servieren in den Salat schütten. Ideal für ein leichtes Mittagessen oder zu gegrilltem Fisch.

Quinoa-Salat

6 Portionen

Zutaten

- *180 g Quinoa, abgespült*
- *350 ml Wasser*
- *¾ TL Salz, aufgeteilt*
- *180 g gehackte Tomaten*
- *60 g schwarze Oliven in Scheiben geschnitten, abgetropft*
- *70 g zerbröckelter Feta-Käse*
- *40 g geröstete ungesalzene Sonnenblumenkerne*
- *4 Frühlingszwiebeln (nur grüne Teile), in Scheiben geschnitten*
- *15 g gehackte frische Petersilie*
- *60 ml frischer Zitronensaft*
- *2 EL (30 ml) natives Olivenöl extra*
- *1 TL Dijon-Senf*
- *¼ TL frisch gemahlener schwarzer Pfeffer*

Zubereitung

Quinoa, Wasser und ½ TL Salz in einen mittelgroßen Kochtopf geben und bei starker Hitze zum Kochen bringen. Die Hitze auf niedrige Stufe zurückdrehen, abdecken und 15 bis 20 Minuten köcheln lassen, bis der größte Teil des Wassers aufgenommen ist. Die Pfanne abdecken, vom Herd nehmen und 5 bis 10 Minuten ziehen lassen. Quinoa auf ein Backblech verteilen und ca. 30 Minuten abkühlen lassen. Die abgekühlte Quinoa in eine große Schüssel geben.

Tomaten, schwarze Oliven, Feta-Käse, Sonnenblumenkerne, Frühlingszwiebeln und Petersilie hinzufügen. Das Ganze zusammenmischen. In einer kleinen Schüssel Zitronensaft, Olivenöl, Dijon-Senf, das restliche Salz (¼ TL) und schwarzen Pfeffer verrühren. Das Zitronendressing über den Quinoa-Salat gießen und unterrühren. Sofort servieren oder bis zu 2 Tage im Kühlschrank aufbewahren.

Caesar Salad

4 Portionen

Verwende hausgemachtes Knoblauchöl, um dem Gericht einen leichten Knoblauchgeschmack zu verleihen. Bitte beachte, dass die Sardellenpaste nicht auf FODMAPs getestet wurde. Es ist daher wichtig, die Zutaten zu kontrollieren. Für die Herstellung der Croûtons ist glutenfreies, Low-FODMAP Brot geeignet, das entweder im Laden gekauft oder selbst hergestellt wird.

Zutaten

- *2 Scheiben glutenfreies Brot in 2,5 cm große Quadrate geschnitten.*
- *3 EL (50 ml) hausgemachtes Knoblauchöl aus Olivenöl, aufgeteilt (siehe Basisrezepte)*
- *½ TL italienische Kräutermischung (siehe Basisrezepte)*
- *2 Prise Salz*
- *2 EL (30 g) leichte Mayonnaise*
- *4 TL (20 ml) frischer Zitronensaft*
- *1 TL Dijon-Senf*
- *½ TL Sardellenpaste (Produktzutaten auf FODMAPs prüfen)*
- *¼ TL frisch gemahlener schwarzer Pfeffer*
- *Prise Salz*
- *280 g zerrissene Römerherzen*
- *25 g geriebener Parmesankäse*

Zubereitung

Den Ofen auf 150°C vorheizen. Für die Zubereitung der Croûtons die Brotstücke in eine flache Auflaufform legen. Mit 1 EL (15 ml) Knoblauchöl, der italienischen Kräutermischung und einer Prise Salz würzen. Unter mehrmaligem Rühren 20 Minuten backen, bis das Brot leicht geröstet ist. Abkühlen lassen.

In einer großen Schüssel die restlichen 2 EL (30 ml) Knoblauchöl, Mayonnaise, Zitronensaft, Dijon-Senf, Sardellenpaste, schwarzen Pfeffer und die restliche Prise Salz verrühren. Den Römersalat, Parmesankäse und die Croûtons zusammen mit dem Dressing in die Schüssel geben und unterrühren. Sofort servieren.

Bratkartoffeln mit Rosmarin

4 Portionen

Ein Gericht, das im Handumdrehen fertig ist und zudem mit wichtigen Vitaminen und Mineralien gefüllt ist.

Zutaten

- *700 g rote Kartoffeln, in Keile geschnitten*
- *2 EL (30 ml) Olivenöl*
- *2 Zweige frischer Rosmarin, gehackt (oder 1 TL getrocknet, gemahlen)*
- *½ TL Salz*
- *½ TL frisch gemahlener schwarzer Pfeffer*
- *120 g frischer Babyspinat (optional)*

Zubereitung

Den Ofen auf 220°C vorheizen. Ein Backblech mit Kochspray leicht einfetten. Für eine leichtere Reinigung empfiehlt es sich, das Blech vor dem Sprühen mit Aluminiumfolie zu bedecken. Die Kartoffeln in einer großen Schüssel zusammen mit dem Olivenöl, Rosmarin, Salz und dem schwarzen Pfeffer mischen. Die Kartoffeln auf dem Backblech verteilen und 25 bis 30 Minuten unter gelegentlichem Rühren goldgelb backen. Die Kartoffeln aus dem Ofen nehmen und den Spinat unterrühren (falls gewünscht). Noch 1 bis 2 weitere Minuten in den Ofen stellen, bis der Spinat verwelkt. Heiß servieren.

Gebackene Kartoffelscheiben

4 Portionen

Zutaten

- *2 große Kartoffeln (ca. 700 g), in ½ cm dicke Scheiben geschnitten*
- *2 EL (30 g) ungesalzene Butter, geschmolzen*
- *½ TL Salz*
- *¼ TL frisch gemahlener schwarzer Pfeffer*
- *4 Scheiben Speck, knusprig gebraten, dann abgetropft und zerkleinert*
- *120 g geriebener Cheddar-Käse in Streifen geschnitten*
- *2 Frühlingszwiebeln (nur grüne Teile), in Scheiben geschnitten*

Zubereitung

Den Ofen auf 220°C vorheizen. Eine Backform von ca. 20 × 30 cm mit Kochspray besprühen. Die Kartoffeln in den Boden der vorbereiteten Form legen. Mit der geschmolzenen Butter beträufeln und mit dem Salz und schwarzem Pfeffer bestreuen. Unter Rühren 20 bis 25 Minuten backen, bis die Kartoffeln leicht mit einem Messer durchbohrt werden.

Die Kartoffelscheiben aus dem Ofen nehmen. Mit Speck und geriebenem Cheddar-Käse bestreuen und weitere 5 Minuten backen, bis der Käse geschmolzen ist. Mit den geschnittenen Frühlingszwiebeln bestreuen und servieren.

Gebratener Mangold

4 Portionen

Diese Beilage passt zu fast allem, einschließlich gebratenem Hähnchen oder gegrilltem Steak oder Lachs.

Zutaten

- *150 g Mangold in Scheiben geschnitten, Stiele und Blätter getrennt*
- *1 EL (15 ml) Olivenöl*
- *1 Knoblauchzehe, geschält und zerquetscht, aber im Ganzen erhalten*
- *2 TL frischer Zitronensaft*
- *Prise Salz (nach Geschmack)*
- *Prise frisch gemahlener schwarzer Pfeffer (nach Geschmack)*
- *25 g geriebener Parmesankäse*

Zubereitung

Die Mangoldblätter quer in 2,5 cm breite Streifen schneiden. Die Stiele in Streifen schneiden. Das Olivenöl in einer großen Pfanne bei mittlerer Hitze erhitzen. Den Knoblauch dazugeben und braun anbraten. Den Knoblauch aus der Pfanne nehmen und entsorgen. Die Mangoldstiele dazugeben und ca. 5 Minuten anbraten. Die Mangoldblätter dazugeben und weitere 3 bis 4 Minuten braten. Zitronensaft, Salz und schwarzen Pfeffer unterrühren. Kurz vor dem Servieren mit Parmesankäse bestreuen.

Quinoa-Salat mit Karotten und Kräutern

4 Portionen

Zutaten

- *180 g Quinoa, abgespült*
- *350 ml Geflügel- oder Gemüsebrühe (siehe Rezepte in Kap. „Brühen und Fonds")*
- *60 g geraspelte Karotte*
- *½ TL getrockneter Thymian*
- *½ TL Salz*
- *¼ TL frisch gemahlener schwarzer Pfeffer*
- *4 Frühlingszwiebeln (nur grüne Teile), in Scheiben geschnitten*
- *15 g gehackte frische Petersilie*

Zubereitung

Das Olivenöl in einem großen Topf bei mittlerer Hitze erhitzen. Knoblauch zugeben und ca. 2 bis 3 Minuten weich werden lassen. Den Knoblauch entfernen und entsorgen. Quinoa in das Öl geben und ca. 5 Minuten braten.

Brühe, geraspelte Karotte, Thymian, Salz und schwarzen Pfeffer hinzufügen. Die Mischung zum Kochen bringen und dann die Hitze auf niedrige Stufe stellen. Bedecken und 15 bis 20 Minuten köcheln lassen, bis der größte Teil des Wassers aufgenommen ist. Die Pfanne zugedeckt vom Herd nehmen und 5 bis 10 Minuten ziehen lassen. Die geschnittenen Frühlingszwiebeln und die gehackte frische Petersilie unterrühren und servieren.

Risotto

6 Portionen

Zutaten

- *240 g Arborio-Reis*
- *60 ml hausgemachtes Knoblauchöl (siehe Basisrezepte)*
- *900 ml Geflügel- oder Gemüsebrühe (siehe Rezepte in Kap. „Brühen und Fonds")*
- *60 ml trockener Weißwein*
- *1 ½ TL Salz*
- *¼ TL frisch gemahlener schwarzer Pfeffer*
- *240 g gehackte Zucchini*
- *4 Frühlingszwiebeln (nur grüne Teile), fein geschnitten*
- *10 g gehackter frischer Basilikum oder 2 TL getrockneter*
- *180 g gehackte Tomaten*
- *50 g geriebener Parmesankäse*

Zubereitung

Den Arborio-Reis und das Knoblauchöl in einen großen Slow Cooker geben und umrühren, um den Reis mit dem Knoblauchöl zu überziehen. Brühe, Weißwein (oder zusätzliche Brühe), Salz und schwarzen Pfeffer unterrühren. Abschließend Zucchini, Frühlingszwiebeln und Basilikum unterrühren. Abdecken und bei hoher Temperatur ca. 2 Stunden kochen lassen, bis der größte Teil der Flüssigkeit aufgenommen wurde. Tomaten und Parmesankäse unterrühren und bei hoher Temperatur ca. 5 bis 10 Minuten weiterkochen.

Brühen und Fonds

Grundlage für jede Suppe ist eine Brühe oder ein Fond. Brühen sind Flüssigkeiten, in denen Fleisch gekocht wurde, während der Fond eine Flüssigkeit ist, in der Knochen gesotten wurden. Geflügelfond hat einen reicheren Geschmack als Brühe. Die meisten Rezepte können jedoch sowohl mit Brühe als auch mit Fond zubereitet werden.

Für eine FODMAP-arme Ernährung ist es wichtig, dass du deine eigenen Brühen zubereitest, da es kaum Brühen mit einem niedrigen FODMAP-Gehalt (die meisten enthalten Zwiebeln) im Handel gibt. Glücklicherweise sind Brühen und Fonds wirklich einfach zuzubereiten, z. B. mit Huhn, Rindfleisch und Gemüse. Es ist eine gute Idee, hausgemachte Brühen auf Lager zu haben, wenn es um andere Rezepte wie Aufläufe oder Beilagen auf Reis- und Quinoa-Basis geht. Friere die Brühen in einzelnen Portionen ein, damit du immer die richtige Menge zur Verfügung hast.

Geflügelbrühe

rund 4 l

Zutaten

- *1 ganzes Huhn (1,2 bis 1,8 kg), Innereien entfernt*
- *2 große Karotten, in 2,5 cm große Stücke geschnitten*
- *1 Selleriestange, in 2,5 cm große Stücke schneiden (oder nur die Blätter und nicht den Stiel verwenden bei Empfindlichkeit gegenüber Sellerie)*
- *1 Bund Frühlingszwiebeln (nur grüne Teile), in 2,5 cm lange Stücke geschnitten*
- *6 Zweige frische Petersilie*
- *3 Lorbeerblätter*
- *¼ TL ganze schwarze Pfefferkörner*

Zubereitung

Alle Zutaten in einen großen Kochtopf oder einen Dutch Oven geben. Genügend Wasser hinzufügen, um das Huhn einige Zentimeter (8 bis 10 cm) zu bedecken. Abdecken und bei starker Hitze zum Kochen bringen. Die Hitze auf niedrige Stufe herunterdrehen, abdecken und 1 ½ bis 2 Stunden köcheln lassen, bis sich das Fleisch von den Knochen zu lösen beginnt.

Das Huhn aus dem Topf nehmen und abkühlen lassen, bis es verarbeitet werden kann. Das Hühnerfleisch von den Knochen trennen und für Suppen oder Aufläufe bereitstellen. Die Knochen für die Zubereitung des Geflügelfonds aufbewahren.

Die Brühe durch ein feines Sieb passieren und die Feststoffe entsorgen. Vollständig abkühlen lassen und dann im Kühlschrank kaltstellen, bis sich das Fett auf der Oberfläche verfestigt hat. Das Fett von der Oberfläche abschöpfen und entsorgen. Die Brühe sofort verwenden, einige Tage im Kühlschrank aufbewahren oder in verschiedenen Portionen einfrieren, um sie in den Lieblingsrezepten wiederzuverwenden.

Geflügelfond

rund 2 Liter

Zutaten

- *Knochen von 1 Huhn (1,2 bis 1,8 kg)*
- *2,4 l Wasser*
- *2 große Karotten, in 2,5 cm große Stücke geschnitten*
- *1 Selleriestange, in 2,5 cm große Stücke geschnitten (oder nur die Blätter und verwenden bei Empfindlichkeit gegenüber Sellerie)*
- *1 Bund Frühlingszwiebeln (nur grüne Teile), in 2,5 cm lange Stücke geschnitten*
- *6 Zweige frische Petersilie*
- *3 Lorbeerblätter*
- *¼ TL ganze schwarze Pfefferkörner*
- *1 EL (15 ml) Weißweinessig oder frischer Zitronensaft*

Zubereitung

Alle Zutaten in einen großen Kochtopf oder einen Dutch Oven geben. Bei starker Hitze zum Kochen bringen. Die Hitze auf niedrige Stufe herunterdrehen, abdecken und mindestens 4 Stunden, aber nicht länger als 24 Stunden köcheln lassen. Den Sud durch ein feinmaschiges Sieb passieren und die Feststoffe entsorgen. Den Fond sofort verwenden, einige Tage im Kühlschrank aufbewahren oder in verschiedenen Portionen einfrieren, um ihn für die Lieblingsrezepte bereitzustellen.

Rinderfond

rund 2 l

Wenn die Knochen zuerst geröstet werden, verleihen sie dem Fond eine besondere Geschmacksnote. Vorverpackte Suppenknochen findet man manchmal in der Fleischabteilung eines Lebensmittelgeschäfts.

Zutaten

- *1,5 bis 2 kg Markknochen vom Rind*
- *2 Karotten, in 2,5 cm lange Stücke geschnitten*
- *120 ml Wasser*
- *1 Selleriestange, in 2,5 cm große Stücke schneiden (oder nur die Blätter und nicht den Stiel verwenden bei Empfindlichkeit gegenüber Sellerie)*
- *1 Bund Frühlingszwiebeln (nur grüne Teile), in 2,5 cm lange Stücke geschnitten*
- *6 Zweige frische Petersilie*
- *3 Lorbeerblätter*
- *1 EL (15 ml) Essig*
- *1 TL getrockneter Thymian oder 1 frischer Zweig*
- *¼ TL ganze schwarze Pfefferkörner*

Zubereitung

Den Backofen auf 230°C vorheizen. Die Knochen und Karotten in einer großen Backform vermengen. 30 Minuten lang unbedeckt backen und dabei gelegentlich die Knochen und Karotten wenden. Die Knochen und Karotten mit einer Greifzange in einen großen Kochtopf geben.

Das Fett aus der Backform ablassen und entsorgen. Das Wasser (120 ml) in die Backform gießen und die bräunlichen Stücke mit einem Holzlöffel abtragen. Diese ebenfalls in den Kochtopf geben. Die restlichen Zutaten in den Kochtopf geben und so viel Wasser hinzufügen, bis die Knochen vollständig bedeckt sind. Bei starker Hitze zum Kochen bringen und dann auf eine niedrige Stufe zurückstellen. Abdecken und 4 bis 5 Stunden garen, auf Wunsch länger, knapp unter dem Siedepunkt und ggf. mehr Wasser nachfüllen, um die Knochen bedeckt zu halten.

Den Sud durch ein feines Sieb passieren. Über Nacht im Kühlschrank abkühlen lassen. Das verfestigte Fett von der Oberfläche abschöpfen. Den Fond sofort verwenden, einige Tage im Kühlschrank aufbewahren oder in verschiedenen Portionen einfrieren, um ihn für die Lieblingsrezepte bereitzustellen.

Gemüsebrühe

rund 1,5 l

Diese Gemüsebrühe wird in nur einer halben Stunde zubereitet. Sie ist auch ein wertvoller Bestandteil, vor allem in der vegetarischen Küche.

Zutaten

- *1 EL (15 ml) Olivenöl*
- *1 ganze Knoblauchzehe, geschält und zerquetscht*
- *2 große Karotten, in 2,5 cm breite Stücke geschnitten*
- *1 Selleriestange, in 2,5 cm große Stücke schneiden (oder nur die Blätter und verwenden bei Empfindlichkeit gegenüber Sellerie)*
- *180 g grob gehackter Porree (nur grüne Teile)*
- *2 l Wasser*
- *½ Bund Frühlingszwiebeln (nur grüne Teile), in 2,5 cm lange Stücke geschnitten*
- *6 Zweige frische Petersilie*
- *6 Zweige frischer Thymian*
- *3 Lorbeerblätter*
- *¼ TL ganze Pfefferkörner*

Zubereitung

Das Öl in einem großen Kochtopf bei mittlerer bis starker Hitze erhitzen. Den Knoblauch anbraten, entfernen und entsorgen. Karotten, Sellerie und Lauch hinzufügen. Etwa 6 bis 8 Minuten unter gelegentlichem Rühren braten. Wasser, Frühlingszwiebeln, frische Petersilie, frischen Thymian, Lorbeerblätter und Pfefferkörner hinzufügen. Zum Kochen bringen, dann die Hitze reduzieren und unbedeckt ca. 30 Minuten köcheln lassen. Die Brühe durch ein feines Sieb gießen und die Feststoffe entsorgen. Die Brühe kann sofort verwendet, einige Tage im Kühlschrank aufbewahrt oder in verschiedenen Portionen eingefroren werden, um sie für die Lieblingsrezepte wiederzuverwenden.

Suppen und Eintöpfe

Hühnersuppe

6 bis 8 Portionen pro Portion

Diese Suppe ist ideal für leichte Mittag- oder Abendessen.

Zutaten

- *2 l Geflügelbrühe oder -fond (siehe Rezepte in Kap. „Brühen und Fonds“)*
- *300 g zerkleinertes, gekochtes Hühnerfleisch*
- *130 g Karotten in Scheiben geschnitten*
- *1 Selleriestange, in Scheiben geschnitten*
- *110 g glutenfreie Spiralnudeln*
- *½ TL getrockneter Oregano*
- *½ TL getrocknetes Basilikum*
- *1 ½ TL Salz (oder nach Geschmack)*
- *½ TL frisch gemahlener schwarzer Pfeffer*

Zubereitung

Die Geflügelbrühe oder den -fond in einem großen Kochtopf oder einem Dutch Oven zum Kochen bringen. Das zerkleinerte Hühnerfleisch, Karotten, Sellerie, Nudeln, Oregano, Basilikum, Salz und schwarzen Pfeffer hinzufügen. Die Hitze reduzieren und 15 Minuten köcheln lassen, bis das Gemüse und die Nudeln weich sind. Heiß servieren.

Hühnersuppe mit Reis

6 bis 8 Portionen pro Portion

Folge einfach der Anweisung zur Zubereitung der klassischen Hühnersuppe, nimm aber die folgenden Änderungen vor:

- *Tausche die Nudeln gegen 100 g Basmati-Reis (Langkornreis) aus*
- *Ersetze den Oregano durch getrockneten Thymian*
- *Basilikum auf 1 TL erhöhen*
- *Füge 1 TL getrockneten Schnittlauch hinzu*
- *Füge ¼ TL getrockneten Rosmarin hinzu*

Zitronen-Hühnersuppe mit Quinoa

6 bis 8 Portionen pro Portion

Folge einfach der Anweisung zur Zubereitung der klassischen Hühnersuppe, nimm aber die folgenden Änderungen vor:

- *Tausche die Nudeln gegen 90 g Quinoa aus*
- *Verzichte auf Sellerie, Basilikum und Oregano*
- *Füge 2 TL gemahlenen Kreuzkümmel und 60 ml frischen Zitronensaft hinzu*

Vegane Minestrone mit Linsen

6 Portionen

Zutaten

- *1 EL (15 ml) Olivenöl*
- *60 g gehackte Zucchini*
- *1 Selleriestange, gehackt*
- *4 Frühlingszwiebeln (nur grüne Teile), fein geschnitten*
- *1,5 l Gemüsebrühe (siehe Rezepte in Kap. „Brühen und Fonds")*
- *400 g gewürfelte Tomaten ohne Zusatz von Salz*
- *60 g gehackte Karotte*
- *1 TL getrocknetes Basilikum*
- *1 TL getrockneter Oregano*
- *1 ½ TL Salz (oder nach Geschmack)*
- *½ TL frisch gemahlener schwarzer Pfeffer*
- *400 g Linsen, gespült und abgetropft*
- *110 g glutenfreie Muschelnudeln (Conchiglioni) aus Reis*

Zubereitung

Das Olivenöl in einem großen Kochtopf oder einem Dutch Oven bei mittlerer Hitze erhitzen. Zucchini, Sellerie und Frühlingszwiebeln dazugeben und ca. 5 Minuten anbraten, bis das Gemüse weich wird. Gemüsebrühe, Tomatenwürfel, Karotten, Basilikum, Oregano, Salz und schwarzen Pfeffer unterrühren. Die Hitze auf hohe Stufe stellen und aufkochen lassen. Die Hitze auf mittlere Stufe reduzieren und 10 Minuten köcheln lassen. Linsen und Nudeln hinzufügen. Die Hitze auf mittlere bis hohe Stufe stellen und ca. 15 bis 20 Minuten köcheln lassen, bis die Nudeln weich sind.

Lachssuppe

4 Portionen

Mit seinem hohen Gehalt an Proteinen, Omega-3-Fettsäuren und essentiellen Vitaminen ist der Lachs ein besonders gesundes Nahrungsmittel.

Zutaten

- *1 EL (15 ml) Olivenöl*
- *1 Knoblauchzehe, geschält und zerquetscht, aber im Ganzen erhalten*
- *1 Selleriestange, gehackt*
- *500 ml Hühnerbrühe, Gemüsebrühe oder Geflügelfond (siehe Rezepte in Kap. „Brühen und Fonds")*
- *500 ml laktosefreie Milch oder Milchersatz*
- *350 g rote Kartoffeln, gewürfelt*
- *100 g gehackte Karotten*
- *1 TL Salz*
- *¼ TL frisch gemahlener schwarzer Pfeffer*
- *60 ml Wasser*
- *2 EL (20 g) Basis-Mehlmischung (siehe Basisrezepte)*
- *140 g Lachs, in kleine Stücke geschnitten, grätenlos und ohne Haut*
- *2 TL gehackter frischer Dill*

Zubereitung

Das Olivenöl in einem großen Kochtopf oder einem Dutch Oven bei mittlerer Hitze erhitzen. Knoblauch zugeben und 1 ½ bis 2 Minuten anbraten. Den Knoblauch entfernen und entsorgen, bevor er zu braun wird. Sellerie zugeben und ca. 3 Minuten anbraten. Die Brühe oder den Fond, Milch, Kartoffeln, Karotten, Salz und schwarzen Pfeffer hinzufügen. Die Hitze auf hohe Stufe stellen und aufkochen lassen. Die Hitze reduzieren und unbedeckt ca. 20 Minuten köcheln lassen, bis die Kartoffeln und Karotten weich sind.

Die Basis-Mehlmischung einrühren und zu einer homogenen Masse werden lassen. Ca. 5 Minuten garen oder bis sie eingedickt ist. Den Lachs und den gehackten frischen Dill unterrühren und bissfest garen. Heiß servieren.

Abendessen

Hähnchenbraten mit Zitrone und Thymian

6 Portionen

Zutaten

- *1 ganzes Huhn (1,5 bis 1,8 kg)*
- *1 Zitrone, längs geviertelt*
- *1 Handvoll frische Thymianzweige (ca. 12 Zweige)*
- *2 TL Salz*
- *1 TL frisch gemahlener schwarzer Pfeffer*
- *gehackte frische Thymianblätter, zum Servieren (optional)*

Zubereitung

Den Backofen auf 190°C vorheizen. Die Innereien aus dem Hohlraum des Huhns entfernen und entsorgen. Das Huhn mit Küchentüchern gründlich trocknen und in eine große Backform legen. 3 der Zitronenviertel und die Thymianzweige in den Hohlraum des Huhns legen. Die Beine mit einer Küchenschnur zusammenbinden. Das Salz und den schwarzen Pfeffer auf der Außenseite des Huhns einreiben. Die Hähnchenflügel unter den Hals stecken.

Das Huhn ca. 1 ½ Stunden goldbraun backen. Das Huhn aus dem Ofen nehmen und ca. 15 Minuten ruhen lassen. Die restliche Zitronenscheibe über das Huhn pressen und mit frischem, gehacktem Thymian garnieren. Dazu passen Kartoffelpüree und ein Salat.

Gebratenes Hähnchen mit Senf-Sauce

4 Portionen

Auf Wunsch können auch ein paar Kartoffeln in den Ofen gestellt und ein Salat als Beilage zubereitet werden. Auf der Verpackung des Dijon-Senfs ist darauf zu achten, dass die Zutaten keine FODMAPs enthalten (z.B. Zwiebelpulver).

Zutaten

- *2 Hähnchenbrüste (ca. 500 g)*
- *½ TL Salz*
- *½ TL frisch gemahlener schwarzer Pfeffer*
- *1 EL (15 ml) Olivenöl*
- *60 ml trockener Weißwein*
- *1 EL (15 g) ungesalzene Butter*
- *2 TL Basis-Mehlmischung (siehe Basisrezepte)*
- *180 ml italienische Kräutermischung (siehe Basisrezepte)*
- *1 EL (15 g) Dijon-Senf*
- *2 EL (10 g) gehackte frische Petersilie*

Zubereitung

Die Hähnchenbrüste filetieren und mit Salz und schwarzem Pfeffer würzen. Das Olivenöl in einer großen Pfanne bei mittlerer bis starker Hitze erhitzen. Die Hähnchenbrüste in die Pfanne geben und auf der Unterseite ca. 3 Minuten goldbraun anbraten, dann wenden und die Hitze auf mittlere bis niedrige Stufe reduzieren. Weitere 4 bis 5 Minuten garen. Auf einen Teller legen und mit Alufolie abdecken, um die Wärme zu speichern.

Die Pfanne vom Herd nehmen und vorsichtig mit dem Weißwein ablöschen, wobei die bräunlichen Stücke vom Boden entfernt werden. Die Pfanne wieder erhitzen, die Butter dazugeben und schmelzen lassen. Die Basis-Mehlmischung einrühren. Die Mehlmischung zu einer Mehlschwitze verarbeiten. Die Geflügelbrühe oder den -fond langsam einrühren und dabei alle Klumpen unter Rühren entfernen. Ca. 5 Minuten köcheln lassen oder bis die Flüssigkeit um die Hälfte reduziert ist. Den Dijon-Senf unterrühren. Auf Wunsch mit Salz und schwarzem Pfeffer abschmecken. Die Dijon-Sauce über das Hähnchen verteilen, mit der gehackten frischen Petersilie bestreuen und servieren.

Nudeln mit Hähnchenbrust in Tomatenrahmsoße

4 Portionen

Da Sahne Laktose enthält, muss sie durch eine laktosefreie Milch ersetzt werden.

Zutaten

- *220 g glutenfreie Nudeln (Penne) aus braunem Reis*
- *1 EL (15 ml) Olivenöl*
- *1 Knoblauchzehe, geschält und zerquetscht, aber im Ganzen erhalten*
- *500 g Hähnchenbrust, in 2,5 cm große Stücke geschnitten*
- *1 TL Salz, aufgeteilt*
- *1 TL frisch gemahlener schwarzer Pfeffer, geteilt*
- *1 EL (15 g) ungesalzene Butter*
- *½ Bund Frühlingszwiebeln (nur grüne Anteile), in Scheiben geschnitten*
- *1 Dose (400 g) ungesalzene Tomaten, nicht abgetropft*
- *20 g gehackter frischer Basilikum oder 1 EL (2 g) getrockneter*
- *120 ml laktosefreie Milch*
- *2 TL Basis-Mehlmischung*
- *25 g geriebener Parmesankäse*

Zubereitung

Die Nudeln kochen, in ein Sieb geben und mit kaltem Wasser abspülen. Wieder abtropfen lassen. Während die Nudeln kochen, das Olivenöl in einer großen Pfanne bei mittlerer bis starker Hitze erhitzen. Den Knoblauch dazugeben und braten, bis er zu brutzeln beginnt. Weitere 1 bis 2 Minuten braten oder bis der Knoblauch braun wird. Den Knoblauch entfernen und entsorgen.

Das Hähnchen mit je ½ TL Salz und schwarzem Pfeffer würzen, in der heißen Pfanne bei mittlerer Hitze goldbraun anbraten und ca. 6 bis 8 Minuten durchgaren. Das Hähnchen auf einen Teller legen und beiseite stellen.

Die Hitze auf mittlere Stufe reduzieren und die Butter aufschmelzen lassen. Die Frühlingszwiebeln dazugeben und ca. 1 Minute braten, bis sie weich sind. Tomaten und Basilikum dazugeben und die Hitze auf mittlere bis hohe Stufe stellen. Etwa 2 Minuten garen, bis die Flüssigkeit fast vollständig aufgenom-

men ist.

Die Milch und die Basis-Mehlmischung in einer kleinen Schüssel zu einer homogenen Mischung verrühren. Die Milchmischung nach und nach unter ständigem Rühren in die Pfanne geben. Weiter garen und rühren, bis sie eingedickt ist. Die gekochten Nudeln und das Hähnchen unterrühren und warm werden lassen. Mit dem restlichen ½ TL Salz und schwarzem Pfeffer würzen. Mit Parmesankäse bestreuen und servieren.

Schmorbraten mit Thymiansauce

6 bis 8 Portionen

Zutaten

- *1 Rinderbraten (1,5 bis 1,8 kg)*
- *1 ½ TL Salz*
- *½ TL frisch gemahlener schwarzer Pfeffer*
- *2 EL (30 ml) Olivenöl*
- *1 Knoblauchzehe, geschält und zerquetscht, aber im Ganzen erhalten*
- *120 ml trockener Rotwein*
- *240 ml Rinderfond (siehe Rezepte in Kap. „Brühen und Fonds")*
- *1 TL getrockneter Thymian*
- *500 g rote Kartoffeln, in 4 cm große Stücke geschnitten*
- *240 g Babykarotten*
- *2 Selleriestangen, schräg in 5 cm lange Stücke geschnitten*
- *1 Bund Frühlingszwiebeln (nur grüne Teile), fein geschnitten.*
- *15 g Maisstärke*
- *60 ml Wasser*

Zubereitung

Den Ofen auf 150°C vorheizen. Den Braten mit Salz und schwarzem Pfeffer würzen. In einem Dutch Oven das Olivenöl bei mittlerer bis starker Hitze erhitzen. Den Knoblauch dazugeben und anbraten. Den Knoblauch entfernen und entsorgen. Den Braten hinzufügen und 2 bis 3 Minuten auf jeder Seite anbraten. Vom Herd nehmen und den Braten aus der Pfanne herausnehmen. Das Fett abtropfen lassen. Die Pfanne mit dem Rotwein ablöschen und die braunen Stücke abkratzen. Rinderfond und Thymian unterrühren. Den Braten wieder in die Pfanne geben. Zugedeckt ca. 2 Stunden backen und den Braten gelegentlich auf halbem Weg wenden.

Kartoffeln, Karotten, Sellerie und Frühlingszwiebeln in den Dutch Oven geben. Umrühren und mit der Flüssigkeit bedecken. 1 ½ bis 2 Stunden backen, dabei einmal durchrühren, bis das Gemüse und der Braten weich sind.

Für die Zubereitung der Sauce den Braten und das Gemüse auf eine Servierplatte legen und abdecken. Die Rinderfond-Mischung aus der Pfanne in einen großen Messbecher gießen, das Fett abschöpfen und entsorgen. Den Fond wie-

der in den Dutch Oven gießen und bei mittlerer Hitze erhitzen. Maisstärke und Wasser in einer kleinen Schüssel verrühren. Die Mischung unter ständigem Rühren langsam in die Brühe geben. Noch ein paar Minuten rühren, bis die Sauce dick und schaumig ist. Mit dem Braten und dem Gemüse servieren.

Fleischsauce für Spaghetti

6 Portionen

Mit Reis-Spaghetti (aus braunem Reis) oder Gemüse-Spaghetti und etwas geriebenem Parmesankäse servieren.

Zutaten

- *500 g mageres Rinderhackfleisch*
- *1 EL (15 ml) Olivenöl*
- *1 Knoblauchzehe, geschält und zerquetscht, aber im Ganzen erhalten*
- *1 Bund Frühlingszwiebeln (nur grüne Teile), in Scheiben geschnitten*
- *40 g grüne Paprika in Stückchen geschnitten*
- *250 g 100% Tomatensauce ohne Zusatz von Salz*
- *180 g Dosen-Tomaten, ohne Salz-Zusatz, gewürfelt, nicht abgetropft*
- *60 ml trockener Rotwein (optional)*
- *2 TL getrocknetes Basilikum*
- *1 TL getrockneter Oregano*
- *½ TL getrockneter Thymian*
- *1 TL Salz*
- *½ TL frisch gemahlener schwarzer Pfeffer*
- *1 Lorbeerblatt*

Zubereitung

Das Rinderhackfleisch zerbröseln und in einer großen Pfanne bei mittlerer bis starker Hitze anbraten. Das gebratene Rindfleisch auf einem mit Papiertüchern ausgelegten Teller abtropfen lassen. Das Olivenöl in einer Pfanne bei mittlerer Hitze erhitzen. Den Knoblauch dazugeben und anbraten, bis er zu brutzeln beginnt. 1 bis 2 Minuten weiter garen, bis der Knoblauch braun ist. Den Knoblauch entfernen und entsorgen. Die Frühlingszwiebeln und die grüne Paprika in das Öl geben und ca. 4 bis 5 Minuten braten. Das Rindfleisch wieder in die Pfanne geben. Toma-

tensauce, Tomatenwürfel und Rotwein unterrühren. Basilikum, Oregano, Thymian, Salz, schwarzen Pfeffer und Lorbeerblatt unterrühren. Bei schwacher Hitze garen und dann die Hitze auf niedrige Stufe herunterdrehen. 30 bis 45 Minuten köcheln lassen, bis die Sauce eingedickt ist. Lorbeerblatt entfernen und mit Salz und schwarzem Pfeffer abschmecken.

Hackbraten

4 Portionen

Quinoa-Flocken, Haferflocken oder Semmelbrösel sind geeignete Bindemittel. Wenn du empfindlich auf Eier reagierst, empfiehlt es sich, diese durch Chia-Eier zu ersetzen. Zum Schluss mit einer hausgemachten Tomatensauce servieren.

Zutaten

Sauce

- *120 g 100 % Tomatensauce ohne Zusatz von Salz*
- *60 ml Reisweinessig*
- *3 EL (50 g) brauner Zucker*
- *½ TL Salz*

Hackbraten

- *700 g mageres Rinderhackfleisch*
- *40 g Haferflocken, Quinoa-Flocken (50 g) oder Semmelbrösel (60 g)*
- *120 ml laktosefreie Milch oder Milchersatz*
- *1 großes Ei oder 1 Chia-Ei Ersatz (siehe „Basisrezepte")*
- *50 g geschnittene Frühlingszwiebeln (nur grüne Teile)*
- *1 TL Salz*
- *½ TL frisch gemahlener schwarzer Pfeffer*

Zubereitung

Zur Zubereitung der Sauce: Tomatensauce, Reisweinessig, braunen Zucker und Salz in einem mittelgroßen Topf vermengen, bei schwacher Hitze und unter gelegentlichem Rühren ca. 20 Minuten köcheln lassen, bis sie eingedickt und reduziert ist.

In der Zwischenzeit den Backofen auf 180°C vorheizen. Eine Auflaufform (ca. 15 × 25 cm) mit Kochspray besprühen. Hackfleisch, Haferflocken, Ei, Zwiebeln, Salz und schwarzen Pfeffer mit einem Stabmixer zu einer homogenen Masse verarbeiten. Die Fleischmasse in die vorbereitete Form einfüllen. Nun die Sauce über den Braten gießen oder beiseite stellen und zusammen mit dem Hackbra-

ten servieren. Die Backzeit beträgt ca. 1 bis 1 ¼ Stunden. In Scheiben schneiden und heiß servieren.

Gebackener Kabeljau

4 Portionen

Der Kabeljau ist schnell und einfach zuzubereiten und erfordert nur eine Beilage, wie z. B. Reis oder Quinoa-Salat.

Zutaten

- *500 g hautlose Kabeljaufilets*
- *1 EL (15 g) leichte Mayonnaise*
- *1 TL frischer Zitronensaft*
- *40 g Semmelbrösel*
- *25 g geriebener Parmesankäse*
- *1 EL (15 ml) natives Olivenöl extra*
- *1 TL italienische Kräutermischung (siehe „Basisrezepte")*
- *¼ TL Salz*
- *¼ TL frisch gemahlener schwarzer Pfeffer*

Zubereitung

Den Backofen auf 200°C vorheizen. Eine Auflaufform (ca. 20 × 30 cm) leicht einfetten. Die Kabeljaufilets in die Pfanne legen. Die Mayonnaise mit dem Zitronensaft in einer kleinen Schüssel verrühren. Gleichmäßig auf jedes Filet verteilen.

In einer mittelgroßen Schüssel die Semmelbrösel, Parmesankäse, Olivenöl, Kräuter, Salz und schwarzen Pfeffer verrühren. Die Mischung gleichmäßig über die Kabeljaufilets verteilen. 8 bis 10 Minuten backen, bis der Kabeljau leicht braun ist und er sich mit einer Gabel leicht abblättert. Heiß servieren.

Marinierter Lachs mit Spinatreis

4 Portionen

Zutaten

- *60 ml hausgemachtes Knoblauchöl (siehe „Basisrezepte")*
- *60 ml reiner Ahornsirup*
- *30 ml glutenfreie Sojasauce oder Tamari*
- *¼ TL frisch gemahlener schwarzer Pfeffer*
- *4 Lachsfilets (ca. 120 g pro Stück), grätenfrei, ohne Haut*
- *420 ml Wasser*
- *1 TL Salz*
- *400 g brauner Reis*
- *10 g rohe Sesamsamen*
- *1 EL (15 ml) geröstetes Sesamöl*
- *120 g Babyspinat*
- *2 Frühlingszwiebeln (nur grüne Teile), in Scheiben geschnitten*

Zubereitung

Knoblauchöl in eine Schüssel geben und Ahornsirup, Sojasauce und schwarzen Pfeffer einrühren. Den Lachs in einen großen, wiederverschließbaren Plastikbeutel geben. Die Mischung hinzufügen und den Beutel schwenken, um den Lachs zu überziehen. Zum Marinieren ca. 4 Stunden lang kühl stellen.

Den Backofen auf 200°C vorheizen. Ein Backblech mit Alufolie auslegen und etwas Olivenöl-Kochspray auftragen. Den Lachs auf das vorbereitete Backblech legen und etwas von der Marinade darüber träufeln. 10 bis 15 Minuten backen, bis das Lachsfilet leicht mit der Gabel abblättert.

Wasser und Salz in einem Kochtopf zum Kochen bringen, Reis zugeben und einmal umrühren und aufkochen lassen. Die Hitze auf niedrige Stufe reduzieren und abgedeckt 5 Minuten köcheln lassen. Den Reis vom Herd nehmen und weitere 5 Minuten abgedeckt stehen lassen.

Eine große Pfanne bei mittlerer Hitze erhitzen. Die Sesamsamen in die Pfanne geben und leicht braun anbraten. Die Samen auf einen kleinen Teller geben. In derselben Pfanne das Sesamöl bei mittlerer Hitze erhitzen. Spinat zugeben und ca. 2 bis 3 Minuten anbraten, bis er verwelkt ist. Den verwelkten Spinat und die gerösteten Sesamsamen in den Reis einrühren. Den Lachs auf dem Sesam-Spinatreis anrichten und mit den geschnittenen Frühlingszwiebeln garnieren.

Nudeln mit Garnelen

4 Portionen

Dieses Rezept passt gut zu einem knackigen Salat.

Zutaten

- *230 g Reis-Spaghetti oder andere glutenfreie Spaghetti*
- *2 EL (30 ml) Olivenöl*
- *1 Knoblauchzehe, geschält*
- *270 g gehackter frischer Grünkohl*
- *500 g Garnelen, geschält und entdarmt*
- *½ TL geriebene Zitronenschale*
- *1 EL (15 ml) frischer Zitronensaft*
- *½ TL Salz*
- *½ TL frisch gemahlener schwarzer Pfeffer*
- *25 g geriebener Parmesankäse (optional)*

Zubereitung

Einen großen Kochtopf mit leicht gesalzenem Wasser zum Kochen bringen und die Spaghetti darin kochen. Abgießen und mit kaltem fließendem Wasser abspülen.

Das Olivenöl in einer großen Pfanne bei mittlerer Hitze erhitzen. Den Knoblauch hinzufügen und 1 bis 2 Minuten anbraten, bis der Knoblauch braun wird. Den Knoblauch entfernen und entsorgen. Den Grünkohl und die Garnelen in die Pfanne geben. Ca. 5 Minuten braten, bis der Grünkohl verwelkt und die Garnelen undurchsichtig sind. Zitronenschale, Zitronensaft, Salz und schwarzen Pfeffer unterrühren. Die Spaghetti in die Pfanne geben und vorsichtig unterheben, vermengen und erwärmen. Nach Belieben mit Parmesankäse bestreuen und servieren.

Gebratener Tofu mit Pak Choi

4 Portionen

Der Pak Choi ähnelt dem Mangold. Seine Stiele sind essbar, müssen aber länger als die Blätter gekocht werden.

Zutaten

- *60 ml glutenfreie Sojasauce oder Tamari*
- *1 EL (15 g) brauner Zucker*
- *1 EL (15 ml) Reisweinessig*
- *1 EL (15 ml) geröstetes Sesamöl*
- *1 TL Maisstärke*
- *½ TL gehackter frischer Ingwer*
- *2 EL (30 ml) Rapsöl oder anderes neutrales Öl, aufgeteilt*
- *350 g extra-fester Tofu, gut abgetropft und in Würfel geschnitten.*
- *¼ TL Salz*
- *¼ TL frisch gemahlener schwarzer Pfeffer*
- *2 Karotten, vorgestanzt*
- *4 große Blätter Pak Choi, Stiele dünn vorgestanzt, Blätter gehackt*
- *230 g Wasserkastanien in Scheiben, abgetropft*
- *4 Frühlingszwiebeln (nur grüne Teile), in Scheiben geschnitten*
- *gekochter Reis oder Quinoa, zum Servieren*

Zubereitung

Sojasauce, braunen Zucker, Reisweinessig, Sesamöl, Maisstärke und Ingwer in einer kleinen Schüssel vermischen. Zur Seite legen. 1 EL (15 ml) Rapsöl in einer großen Pfanne bei starker Hitze erhitzen. Den Tofu dazugeben und auf jeder Seite ca. 2 bis 3 Minuten braten, bis er braun ist. Den Tofu aus der Pfanne nehmen und mit Salz und schwarzem Pfeffer würzen. Die restlichen 1 EL (15 ml) Rapsöl in der Pfanne bei mittlerer bis starker Hitze erhitzen. Die Karotten dazugeben und unter Rühren ca. 3 Minuten braten. Die Pak Choi Stiele hinzufügen und unter Rühren braten, bis die Karotten und Stiele knackig, zart und leicht braun sind (ca. 3 Minuten). Die Hitze auf niedrige Stufe stellen und die Sauce, den Tofu, die Pak Choi Blätter, die Wasserkastanien und die Frühlingszwiebeln vorsichtig unterrühren. Einige Minuten garen, bis die Sauce eingedickt ist und die Pak Choi Blätter verwelkt sind. Auf Reis oder Quinoa servieren.

Thai-Nudeln mit Tempeh

4 Portionen

Zutaten

- *230 g Reis-Nudeln (Linguine)*
- *60 g natürliche cremige Erdnussbutter*
- *3 EL (45 ml) glutenfreie Sojasauce oder Tamari, aufgeteilt*
- *2 EL (30 ml) Reisweinessig*
- *1 EL (15 ml) reiner Ahornsirup*
- *1 EL (15 ml) geröstetes Sesamöl*
- *½ TL geriebener frischer Ingwer*
- *1 EL (15 ml) Rapsöl oder anderes neutrales Öl*
- *1 Knoblauchzehe, geschält*
- *230 g Tempeh, in 2,5 cm große Würfel geschnitten*
- *120 g geraspelte Karotten*
- *120 g frischer Babyspinat*
- *½ Bund Frühlingszwiebeln (nur grüne Anteile), in Scheiben geschnitten*
- *10 g gehackter frischer Koriander*

Zubereitung

Einen großen Kochtopf mit leicht gesalzenem Wasser erhitzen und die Nudeln darin kochen. 60 ml des Kochwassers auffangen. Die Nudeln abgießen und in kaltem fließendem Wasser abspülen. Zur Seite legen.

Erdnussbutter, 2 EL (30 ml) Sojasauce, Reisweinessig, Ahornsirup, Sesamöl und Ingwer in einer kleinen Schüssel verrühren. Das Rapsöl in einem Wok oder einer großen Pfanne bei mittlerer bis starker Hitze erhitzen. Den Knoblauch zugeben und ca. 1 bis 2 Minuten anbraten. Den Knoblauch aus der Pfanne nehmen und entsorgen. Die restliche Sojasauce (1 EL), Tempeh und Karotten in den Wok geben und unter ständigem Rühren braten, bis der Tempeh leicht braun ist und die Karotten weich sind (ca. 5 Minuten). Die aufgefangene Kochflüssigkeit zugeben. Etwa 1 bis 2 Minuten rühren, bis der Spinat verwelkt ist. Erdnusssauce und Nudeln dazugeben und vorsichtig untermischen. Mit dem gehackten frischen Koriander bestreuen und servieren.

Quellen

Barrett, Jacqueline S., Peter M. Irving, Sue J. Shepherd, Jane G. Muir, and Peter R. Gibson (2009). *Comparison of the Prevalence of Fructose and Lactose Malabsorption across Chronic Intestinal Disorders.*

Brostoff, Jonathan, M.D. & Gamlin, Linda (2000). *Food Allergies and Food Intolerance: The Complete Guide to Their Indentification and Treatment.*

Catsos, Patsy, MS, RD, LD. (2012). IBS Free at Last! *Change Your Carbs, Change Your Life, with the FODMAP Elimination Diet.*

Catsos, Patsy, MS, RD, LD. (2014). *FODMAPs and Soy: Why so Confusing?*

Gibson, Peter R., and Susan J. Shepherd (2012). *Food Choice as a Key Management Strategy for Functional Gastrointestinal Symptoms.*

Goldstein, R.; Braverman, D.; Stankiewicz, H. (2000). *Carbohydrate malabsorption and the effect of dietary restriction on symptoms of irritable bowel syndrome and functional bowel.*

Scarlata, Kate, RD, LDN. (2010). *The FODMAPs Approach: Minimize Consumption of Fermentable Carbs to Manage Functional Gut Disorder Symptoms.*

Science Daily (2015). *Widely used food additives promotes colitis, obesity and metabolic syndrome, shows study of emulsifiers.*

Shepherd, Sue, PhD & Gibson, Peter, MD. (2015). *Die Low-FODMAP-Diät: Nahrungsmittel-Intoleranzen entlarven und beschwerdefrei genießen.*

Shepherd SJ and Gibson PR (2006). *Fructose malabsorption and symptoms of irritable bowel syndrome: guidelines for effective dietary management.*

Staudacher, H. M., et al. *Comparison of symptom response following advice for a diet low in fermentable carbohydrates (FODMAPs) versus standard dietary advice in patients with irritable bowel syndrome.*

U.S. Food and Drug Administration (2015). *Food Allergies: What You Need to Know.*

Apps für Smartphones

Monash University Low FODMAP App (Version 2.0.1)

FODMAP - deutsche Liste (Version 1.3.1)

FODMAP Friendly App. (Version 2.0)

Haftungsausschluss

Das Buch wurde nach bestem Wissen und Gewissen geschrieben. Die Inhalte wurden mit großer Sorgfalt geprüft und verfasst. Eine Garantie oder Gewähr für die Vollständigkeit, Richtigkeit und Aktualität der Inhalte kann nicht übernommen werden. Der Inhalt dieses Buches stellt die persönliche Erfahrung und Meinung des Autors dar. Der Inhalt darf nicht mit medizinischer Hilfe verwechselt werden. Dieses Buch dient nur zu Informationszwecken und kann keine medizinische Beratung oder Ernährungsberatung ersetzen. Für eine individuelle Diagnose und Behandlung wende dich an deinen behandelnden Arzt und Ernährungsberater, bevor du eine Diät beginnst. Es wird keine rechtliche Verantwortung oder Haftung aufgrund von kontraproduktiven Handlungen oder Fehlern des Lesers übernommen. Die Haftung für Personen-, Sach- und Vermögensschäden ist daher ausgeschlossen. Eine Erfolgsgarantie kann auch nicht gegeben werden. Der Autor übernimmt daher keine Verantwortung für das Nichterreichen der im Buch beschriebenen Ziele.

Impressum

Kontakt: Gut Balance wird vertreten durch: Masiar Mahdavi/Hallerstr. 3c/20146 Hamburg

Coverfoto: depositphotos.com

Printed in Poland
by Amazon Fulfillment
Poland Sp. z o.o., Wrocław

49475304R00056